AF299356

Ie 120
4

TABLETTES

CHRONOLOGIQUES,

DE

L'HISTOIRE DE LA MÉDECINE

PUERPÉRALE.

TABLETTES

CHRONOLOGIQUES

DE

L'HISTOIRE DE LA MÉDECINE

PUERPÉRALE;

Par M. SCHWEIGHÆUSER,

DOCTEUR EN MÉDECINE.

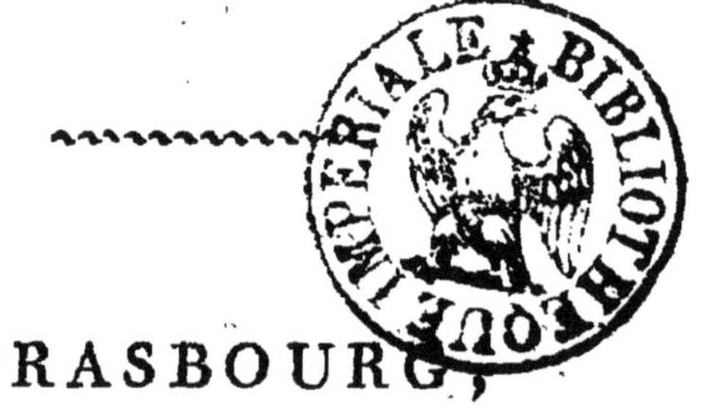

STRASBOURG,

DE L'IMPRIMERIE DE LEVRAULT.

1806.

A MONSIEUR
BAUDELOCQUE,

Professeur d'accouchement à l'école de médecine ; chirurgien en chef ; accoucheur et professeur de l'hospice de la maternité ; membre des Sociétés de médecine et médicale d'émulation de Paris, des Sociétés de médecine de Montpellier, Nisme, Toulouse, Lyon, Bruxelles, Anvers, Bordeaux, Amiens, Neufchâtel, etc. ; accoucheur de leurs Majestés la Reine de Naples-Sicile et la Reine de Hollande, et de son Altesse impériale Mad.e la Duchesse de Clèves.

Comme un témoignage de dévouement et de respect.

J. FR. SCHWEIGHÆUSER.

FAUTES A CORRIGER.

Page 1, *ligne* 9, *au lieu* d'enfant, *lisez* de l'enfantement.

Page 75, *ligne* 7, *au lieu de* Rathlans, *lisez* Rathlaw.

PRÉFACE.

L'ÉTUDE de l'histoire de l'art que nous professons devient de jour en jour plus nécessaire. Non-seulement il est utile et agréable de savoir à quel auteur il faut attribuer telle ou telle découverte ou tel point de doctrine, mais nous ne pouvons pas même cultiver l'art avec succès et pousser plus loin nos recherches, si nous ignorons à qui nous en devons les progrès successifs et par quels moyens nos prédécesseurs ont pu parvenir au degré où ils nous l'ont transmis. Cette connoissance de l'histoire nous préserve d'ailleurs de prendre souvent pour nouveau ce que des auteurs d'ouvrages récens nous donnent, pour le résultat de leurs recherches, ou ce que nous croyons quelquefois avoir trouvé nous-mêmes, si nous nous laissons abuser par des réminiscences.

Pénétré de ce principe, je m'occupe depuis plusieurs années de l'étude de l'histoire de l'art des accouchemens ; et en puisant aux sources mêmes, j'ai cherché à me procurer le précis de la doctrine de chacun des anciens auteurs sur la médecine puerpérale, avant de consulter les ouvrages des auteurs modernes sur l'histoire de cet art. Je reconnois cependant devoir beaucoup à ces derniers, et surtout aux ouvrages de MM. Sue et Sprengel, ainsi qu'à Sandifort, sous les auspices duquel ont été publiées les dissertations de Van der Eem et de Van Leuwen, relatives aux avantages de la doctrine de l'art des accouchemens enseigné de nos jours sur celle des anciens.

Pour faciliter l'étude de l'histoire de la médecine puerpérale, j'ai conçu l'idée de rédiger ces tables, qui, en indiquant par ordre chronologique le nom de chaque auteur qui a quelque part à l'avancement de cette branche de l'art de guérir avec les principaux points de doctrine qui lui sont propres, rappelleroient en même temps les principales époques de l'histoire générale et de celle de la médecine qui ont pu contribuer directement ou indirectement à ces progrès. Mais pour ne pas surcharger ces tables chronologiques de détails qui sont plutôt du ressort de la bibliographie que de l'histoire, je me suis contenté de nommer les auteurs qui, par la nouveauté ou par l'intérêt particulier qu'inspiroit leur doctrine, auroient mérité une place dans l'histoire ; et je n'ai pas même cru devoir citer les productions littéraires de ces derniers, parce que les ouvrages bibliographiques que nous possédons sur l'art des accouchemens, offrent assez de facilités pour parvenir à la connoissance de ces écrits.

PREMIÈRE TABLE.

Temps avant Hippocrate.

Empirisme par nécessité, et souvent dû au hasard dans les temps les plus reculés. — Cures superstitieuses et empirisme aveugle des prêtres. — Théorie de la médecine cultivée par les philosophes, et hypothèses de ceux-ci sur la génération et la formation du fœtus.

Avant l'ère chrét.	
1725	PREMIÈRE notice, relative aux personnes qui ont secouru les femmes en travail d'enfant. — Une sage-femme ou matrône assiste Rachel et Thamar dans leurs accouchemens malheureux.
1685	Première notice, relative aux fonctions de médecin, à l'occasion de la mort de Jacob.
1582	Cécrops bâtit Athènes.
1569	Siphra et Puah, sages-femmes israélites. — On se sert déjà d'un siége d'accouchement. — Il paroît que les femmes des Hébreux accouchoient souvent sans sage-femme. — Il est probable qu'on n'appliquoit pas encore de ligature au cordon ombilical après l'avoir coupé. — Les enfans nouveau-nés sont lavés avec de l'eau salée et enveloppés de langes.
1485	Moïse, historiographe de la famille d'Abraham, et législateur du peuple israélite, porte des lois contre les vices relatifs à l'acte de la

Av. J. C.	
—	génération. Il fixe le temps des couches à trente-trois jours, si c'est d'un garçon, et à soixante-six jours, si c'est d'une fille que la femme est accouchée : point de doctrine que nous retrouvons dans un écrit attribué à Hippocrate.
1292	Expédition des Argonautes dans la Colchide.
1270	Mélampus, Orpheus, Musæus, Bacis, Chiron, premiers héros de la mythologie médicale.
1263	Hécaté, épouse d'Æétès, roi de la Colchide, renommée pour avoir découvert les vertus médicales de l'aconit, confondue après sa mort avec la déesse Artémis, et révérée comme déesse de la chasteté et de l'art des accouchemens. — Circée. — Médée. — Héraclès.
1255	Esculape et ses fils Machaon et Podalirius, élèves de Chiron.
1209	Prise de Troie par les Grecs.
1134	Premier temple élevé à Titane en l'honneur d'Esculape, par Alexanor, fils de Machaon.
1080	Les Doriens occupent Cos et Cnidos.
1000	Salomon, roi des Israélites, naturaliste, botaniste, et probablement aussi visionnaire.
904	Lycurgue, législateur des Lacédémoniens, établit en principe que les femmes sont communes à tous les citoyens, que les enfans appartiennent à l'état, et que ceux d'entre eux qui sont mal conformés, foibles ou valétudinaires, doivent être condamnés à périr.

Av. J. C.	
776 Ol. 1	Ère des Olympiades.
753 Ol. 6	Origine de Rome.
690 Ol. 21.	Numa Pompilius, engagé probablement par les observations que l'usage de brûler les cadavres pouvoit avoir fournies, porte une loi (*lex de inferendo mortuo*) connue sous la dénomination de la loi royale, qui ordonne d'ouvrir le ventre à toute femme enceinte décédée, pour en extraire le fœtus qui pourroit encore être vivant.
	Le culte d'Esculape est déjà établi à Rome.
649 Ol. 32	Les livres des Sibylles sont consultés à Rome comme des oracles de médecine.
592 Ol. 47	Solon, législateur des Athéniens.
	Anacharsis, prince Scythe, voyage en Grèce.
584 Ol. 49	Les Asclépiades, Nébros et Chrysos.—Épiménide, magicien et médecin.
580 Ol. 50	Pythagore, né 580, mort 490 ans avant l'ère chrétienne, réunit la philosophie à la médecine, qui avoit jusqu'ici été entre les mains des prêtres. Il attribue à la femme une liqueur séminale qui parvient à la matrice par les conduits qui sont aux côtés de ce viscère; il sait que l'embryon est formé quarante jours après la conception, et fixe le terme de la grossesse à sept, à neuf et à dix mois.
514 Ol. 66	Peste à Rome; Brutus envoyé à Delphes pour consulter l'oracle.

Av. J. C.	
504 Ol. 69	Parménides prétend que le sexe du fœtus dépend du côté de la matrice où il est conçu.
500 Ol. 70	Suppression et persécution de la secte des Pythagoriciens.
	Hippocrate I, fils de Gnosidicus.
	Alcméon croit que la tête de l'embryon est formée la première ; que le fœtus absorbe la nourriture par la surface du corps, et que c'est la quantité la plus considérable de liqueur séminale de l'un des deux époux qui détermine le sexe du fœtus.
	Empédocle, né 504, mort 433 ans avant l'ère chrétienne, croit au mélange de la liqueur séminale du mâle avec celle de la femme ; il sait que l'embryon est formé entre le trente-sixième et le quarantième jour de la conception, et donne le nom d'amnion à la membrane qui contient le fœtus et les eaux. En supposant que les différens membres des premiers animaux aient été formés par l'effet de l'attraction et de la répulsion des molécules élémentaires, et que ces membres se soient ensuite joints, il est le premier philosophe qui ait parlé de la formation des corps vivans par ce qu'on appelle épigénésis.
	Anaxagore, né 500, mort 428 ans avant l'ère chrétienne, est le premier qui croit que le sexe de l'embryon dépend du côté droit ou gauche de la matrice où la liqueur seminale

Av. J. C.	
	du mâle, provenant également du même côté, est parvenue. Il ne pense pas d'ailleurs que la femme fournit aussi de la liqueur séminale, et estime que l'embryon reçoit sa nourriture par l'ombilic.
472 Ol. 77	Démocrite, né 494, mort 404 ans avant l'ère chrétienne, pense que le sexe du fœtus dépend d'une disposition de la matrice déterminée par quelque faculté prédominante de l'une des deux liqueurs séminales, et qu'il suppose provenir de l'organe constituant la différence sexuelle. Il croit que l'embryon reçoit sa nourriture par le moyen des cotylédons qu'il attribue à la matrice. On prétend qu'il s'est aperçu du premier coup d'œil qu'une fille qui accompagnoit Hippocrate, venoit de perdre sa virginité, et qu'elle étoit même devenue enceinte. — Fondation de l'école d'Éléa par ce philosophe.
	Epicharmus versé dans la médecine vétérinaire.
	Iccus s'occupe du régime convenable des Athlètes.
467 Ol. 78	Temple à Rome, consacré à Apollon en qualité de divinité médicatrice.
460 Ol. 80	Esculape d'Épidaure obtient un temple à Rome.
	Euryphon réputé l'auteur des sentences cnidiennes.
456 Ol. 81	Hérodote, historiographe.

Av. J. C.	
450 Ol. 82	Héraclite, dont Hippocrate a probablement été l'élève, enseigne que la mort d'un être devient la cause de la vie d'un autre, et que la vie de ce dernier est la cause de la mort du premier. Il est regardé comme le premier philosophe qui croyoit à la panspermie, en supposant que l'ame divine de l'univers est dispersée dans tout ce qui nous environne, et qu'elle parvient dans le corps par l'effet de l'inspiration par les poumons, ainsi que par d'autres voies.
	Herodicus ou Prodicus de Salembrya, précepteur d'Hippocrate.
	Salus obtient un temple à Rome.

SECONDE TABLE.

Depuis Hippocrate (460) jusqu'à l'origine de l'École d'Alexandrie (320 ans av. l'ère chrét.).

Empirisme rationel d'Hippocrate, étayé de l'observation de la nature dans les maladies; spéculations théoriques proscrites; détermination des rapports de la médecine avec la philosophie, et des bornes qui séparent ces deux sciences. — Aristote.

Av. J. C. 436 86.ᵉ Olympiade.	
	HIPPOCRATE, fils d'Héraclide, né 460, mort 377 ou 370 ans avant l'ère chrétienne, sépare la médecine de la philosophie, en bannıt la théorie et les systèmes; observe et imite simplement la nature; introduit la seméiologie, et met l'empirisme rationel à la place de l'empirisme aveugle et des méthodes curatives fondées sur des subtilités théoriques. — Ses écrits légitimes offrent de bonnes observations concernant la médecine puerpérale; mais, en les examinant, il ne paroît pas qu'il ait spécialement cultivé l'art des accouchemens. Différens écrits qui lui sont faussement attribués, traitent particulièrement de cette branche de l'art de guérir. Ils contiennent peut-être à la vérité des doctrines qui lui étoient déjà connues; mais ayant été composés une ou deux générations plus tard, il faut les envisager comme présentant l'état de l'art du temps dans lequel ils ont été rédigés. Les écrits d'Hippocrate, reconnus pour légitimes, sont : les Aphorismes; le livre des Airs, des Eaux et des Lieux; les Pronostics; des Épidémies, le 1.ᵉʳ et 3.ᵉ livres; des Prédictions,

Av. J. C.
436
Ol. 86

deux livres ; du Régime dans les maladies aiguës ; des Plaies de la tête ; les Prénotions coaques ; le Serment ; du Laboratoire du chirurgien ; des Fractures.

Le grand médecin de Cos, purement observateur de la nature, s'est contenté de connoître les phénomènes qui surviennent à la machine animale, sans rechercher par des spéculations métaphysiques les causes éloignées qui peuvent les produire. C'est l'autopsie et les faits qui guidèrent son génie observateur. Il savoit que l'éruption de l'évacuation menstruelle des femmes est accompagnée d'affections maladives ; qu'elle n'a pas lieu avant l'âge de la puberté et après la quarante-deuxième année environ, ainsi que pendant la grossesse, et que les désordres dans cette fonction de la matrice occasionnent des maladies : mais sans chercher à découvrir la manière dont elle s'exécute, il observa l'effet de cette évacuation critique dans les différentes maladies auxquelles elle survenoit ou manquoit, et en déduisit des points de séméiologie intéressans. Il ne s'efforçoit pas à surprendre à la nature le secret de la génération ; mais il connoissoit les qualités requises pour être propre à la propagation, l'influence du climat et des saisons sur cette fonction, et certaines dispositions héréditaires auxquelles le médecin doit avoir égard. Le rapport dans lequel sont les mamelles avec la matrice, ainsi que différens vices locaux de ce viscère qui s'opposent à la conception, ne lui ont pas échappé. Il ne

Av. J. C.
436
Ol. 86

connoissoit que très-imparfaitement les os du bassin et la structure de la matrice, qu'il s'est représentée comme celle des animaux. Il n'indique comme signes de la grossesse que la suppression des règles, le gonflement du ventre, l'occlusion de l'orifice de la matrice, dont l'exemple de la plupart des animaux, qui ne souffrent plus le coït après avoir conçu, peut lui avoir suggéré l'idée. Il croyoit à l'existence de la liqueur séminale de la femme, et au mélange de celle-ci avec celle de l'homme lors de la conception, et ne pouvoit déterminer l'époque à laquelle l'embryon se meut dans la matrice, ni le terme de la grossesse. Il croyoit, conformément à l'opinion généralement reçue de son temps, que les fœtus mâles occupent le côté droit, et les fœtus femelles le côté gauche de l'utérus. La fausse grossesse et les signes qui indiquent si le fruit renfermé dans la matrice est bien portant ou foible, les accidens qui causent l'avortement, ne lui étoient point inconnus ; il donnoit une attention particulière aux symptômes qui accompagnoient ces accidens, et à la perte ou à l'écoulement qui avoient lieu dans ces circonstances. Il avoit observé que le trop d'embonpoint, les maladies, la fièvre, l'écoulement des eaux avant le travail de l'enfantement, rendoient l'accouchement pénible, et que l'accouchement sans douleurs est aussi accompagné de danger ; que les vomissemens facilitent quelquefois l'accouchement ; et il a même distingué cet accident d'une autre espèce de

Av. J. C.	
	vomissement qui est de mauvais augure. Il croyoit que l'éternument favorisoit la sortie du fœtus et celle du placenta. Enfin il avoit observé la suppression des lochies, des métastases laiteuses, la fièvre puerpérale, et des maladies locales des seins et de la matrice.
434 Ol. 86	Temple d'Hygiée à Athènes.
430 Ol. 87	Peste d'Athènes, décrite par Thucydide.
400 Ol. 95	Culte de Lucine à Rome. — Épidémie régnante dans cette ville ; premier lectisternium ou exposition des malades aux places publiques , afin de recevoir le conseil des passans. Nicomachus, père d'Aristote.
370 Ol. 102	Platon, né 430, mort 348 ans avant l'ère chrétienne , philosophe distingué , pense que la liqueur séminale de l'homme est animée, et fait dépendre des mouvemens désordonnés de la matrice différentes affections physiques et morales , en supposant que ce viscère pouvoit changer de place et errer dans le corps de la femme. Il paroît supposer que la liqueur séminale de l'homme est chargée de nombreux animalcules. Origine de la première École dogmatique. — Déjà les premiers successeurs d'Hippocrate , manquant de son génie médical, ne peuvent cultiver la médecine sans lui adapter les principes de philosophie du temps, et redevien-

Av. J. C.	
	nent iatro-philosophes, dont les spéculations théoriques établissent des dogmes fondés sur le raisonnement et non sur l'observation.

Thessalus et Dracon, fils d'Hippocrate, dont le premier passe pour être l'auteur des 2.°, 4.° et 6.° livres des Épidémies.

Polybe, gendre d'Hippocrate, auteur du livre de la Nature de l'homme.

366
Ol. 103

Aristote, né 384, mort 320 ans avant l'ère chrétienne, philosophe et savant naturaliste, dont les connoissances étendues étonnent la postérité, consigne dans ses écrits beaucoup de choses intéressantes, relatives à l'art de guérir et à la médecine puerpérale. Ses doctrines sont très-souvent les mêmes professées dans les écrits faussement attribués à Hippocrate ; mais elles sont plus précises et plus claires. Il n'est pas toujours de la même opinion sur ce qui est avancé dans les écrits légitimes du père de la médecine. Il ne croit pas, par exemple, que les embryons mâles occupent le côté droit de la matrice et les femelles le côté opposé, que la suppression des règles est toujours un signe de la grossesse, et que les femmes ont de la liqueur séminale. Les recherches et les expériences qu'il a faites sur la génération, la fécondation, la conception, les œufs de poule dans l'état d'incubation, sont particulièrement intéressantes pour l'histoire de la médecine puerpérale. Il décrit assez bien la position de l'enfant

Av. J. C.
366
Ol. 103

dans la matrice ; il attribue au cordon ombilical, tantôt une, tantôt deux veines, dont
les racines s'insèrent dans la matrice. Lorsque l'arrière-faix ne suit pas immédiatement
l'enfant, il veut que l'on fasse deux ligatures,
l'une vers le placenta, l'autre vers le fœtus,
après avoir poussé le sang contenu dans le
cordon ombilical vers ce dernier. Parmi les
causes de l'accouchement pénible il compte
la circonstance que la femme ne sait pas faire
valoir les douleurs. Il cultiva l'anatomie comparée avec un soin particulier. Son système
sur la génération porte, que la liqueur séminale (du mâle) est le fluide le plus subtil et
le plus précieux, et qu'il renferme une substance éthérique. Cette substance constitue la
cause efficiente qui, par l'impulsion qu'elle
donne au sang menstruel, l'épaissit, le coa-
gule et forme ainsi l'embryon. Dans celui-ci
le cœur est formé le premier, suivant Aristote,
et les vaisseaux ombilicaux se développent
après. Dans cette explication on ne sauroit
méconnoître la théorie de l'épigénèse (formation successive des parties). Il admet de
plus la génération fortuite des animaux
(*generatio æquivoca*). C'est d'après cette dernière qu'il établit que quelques insectes doivent leur origine à la putréfaction. Enfin il
croit que l'enfant ne respire pas avant sa
naissance, et qu'il a la tête tournée en haut
pendant les premiers mois de la grossesse et
tournée en bas vers le terme.

Av. J. C.	
363 Ol. 104	Syennesis de Chypres croit que la liqueur séminale est formée de la partie la plus fine, la plus volatile et en même temps écumeuse, du sang. Diogène d'Apollonie ne pense pas que le fœtus soit doué d'une ame.
354 Ol. 106	Dioclès de Cyraste dissèque beaucoup d'animaux, croit à l'existence des cellules dans la matrice de la femme, et à celle des cotylédons.
341 Ol. 109	Praxagoras de Cos, bon anatomiste, est probablement le premier qui a distingué les veines des artères. Il détermine la signification du mot cotylédon, qu'il prend pour les orifices des veines qui aboutissent dans la cavité de la matrice, et il enseigne que les cotylédons de la femme diffèrent de ceux des animaux. C'est dans ces temps que les écrits légitimes d'Hippocrate ont été recueillis, et c'est sans doute dans les mêmes temps que la première classe des écrits qui lui sont supposés ont été rédigés sur des notices que la tradition, ou des fragmens manuscrits, ont peut-être fournies. Les deux fils et le gendre d'Hippocrate, ainsi que Dioclès et Praxagoras, passent pour avoir beaucoup de part à ce travail. Ces œuvres, qui paroissent contenir les véritables principes du père de la médecine, quoiqu'elles se ressentent de la philosophie de l'école dogmatique de ces temps,

Av. J. C.	
	sont : les 2.ᵉ, 4.ᵉ, 5.ᵉ, 6.ᵉ et 7.ᵉ livres des Épidémies, de l'Art, de l'ancienne Médecine; la Règle, des Articulations, des Crises, des Jours critiques, des Vents; les quatre livres des Maladies, et le livre de la Nature de l'homme. Ce n'est que ce dernier qui offre quelques passages relatifs à la médecine puerpérale.
336 Ol. 111	Alexandre le grand.
331 Ol. 112	Origine de la ville d'Alexandrie.

TROISIÉME TABLE.

Depuis l'établissement de l'École d'Alexandrie (320 ans avant l'ère chrét.) jusqu'à Galien (130 de l'ère chrét.).

Les successeurs d'Hippocrate se laissent écarter de la route de l'observation tracée par le père de la médecine, par des spéculations philosophiques et métaphysiques, favorables à la division des sectes. — Efforts de Galien pour ramener l'art de guérir à ses principes fondamentaux par l'étude des écrits d'Hippocrate, mais s'écartant lui-même de la sévère exactitude de ce grand médecin par des théories subtiles et hypothétiques.

Av. J. C. 320 Ol. 115	ÉTABLISSEMENT de l'École d'Alexandrie. — Fondation de la bibliothèque de cette ville. Écrits supposés d'Hippocrate. La plupart des écrits faussement attribués à Hippocrate, ont été composés lors de la fondation de la bibliothèque d'Alexandrie. Ceux de cette classe des livres hippocratiques qui ont trait à la médecine puerpérale, sont : les deux livres des Maladies des femmes ; de la Nature de la femme ; des Femmes stériles ; de la Génération ; de la Nature de l'enfant ; de la Superfétation ; de la Grossesse de sept mois ; de la Grossesse de huit mois ; de la Diète salubre ; du Régime. Les auteurs de ces écrits ne se sont point contentés de rapporter la doctrine d'Hippocrate, telle que la tradition la leur avoit fait passer, et seulement altérée par les dogmes et les subtilités théoriques de l'école cnidienne et des systèmes philosophiques établis depuis ;

<table>
<tr><td valign="top">

Av. J. C.
320
Ol. 115

</td><td>

ils ont probablement voulu donner une compilation complète de tout ce que l'on savoit de leur temps sur la génération et sur la médecine puerpérale ; et celle-ci ayant vraisemblablement été entre les mains des femmes, nous rencontrons dans ces écrits attribués à Hippocrate, du nom duquel on cherchoit à les décorer pour augmenter leur réputation, la médecine inepte et absurde des vieilles femmes et des garde-malades, amalgamée avec sa doctrine.

Les compilateurs de ces écrits n'offrent pas des connoissances plus satisfaisantes à l'égard des parties sexuelles de la femme et des autres organes qui concourent à l'acte de la génération. Le passage qui doit prouver qu'ils avoient déjà connoissance de la séparation des os du bassin pendant l'accouchement, n'est pas trop clair. Ils n'ont pas mieux connu qu'Hippocrate les signes et la durée de la grossesse ; mais ils paroissent avoir fait, à l'exemple d'Aristote, des expériences sur la génération, surtout avec les œufs de poule en état d'incubation, et avoir examiné des germes avortés. Ils ne pouvoient indiquer au juste la position du fœtus dans la matrice et lors de l'accouchement. Ils s'imaginoient que les garçons se meuvent trois mois et les filles quatre mois après la conception, et ils croyoient, comme Aristote, que l'enfant fait la culbute par une seule chute au huitième mois de la gestation. Ils parloient déjà du siége de l'accouchement, et savoient que la première

</td></tr>
</table>

<table>
<tr><td>Av. J. C.
320
Ol. 115</td><td>

couche est plus douloureuse que les subsé-
quentes. Ils mettoient beaucoup d'importance
à la rescision du cordon ombilical, qu'ils ne
coupoient et lioient que lorsque l'enfant avoit
respiré et crié, et que l'arrière-faix avoit été
expulsé. Ils conseillent, pour accélérer la
sortie de celui-ci, la sternutation, les pes-
saires irritans, et le poids de l'enfant ou d'un
autre corps par lequel le cordon ombilical
seroit tendu et attiré. Ils croient que les
lochies ne coulent que pendant trente jours
lorsque l'accouchée à donné le jour à un garçon,
tandis que cette évacuation dure quarante-
deux jours après la naissance d'une fille; opi-
nion qui offre une ressemblance frappante
avec le temps que doivent durer les couches
d'après Moïse. Ils reconnoissent pour cause
de l'accouchement laborieux, la ténacité ou
la foiblesse des membranes, les circonvolu-
tions du cordon ombilical; le volume, la mort,
la foiblesse et la mauvaise position de l'en-
fant; l'obliquité de la matrice, qui empêche
aussi la conception; l'hémorragie utérine,
contre laquelle ils conseillent des fomenta-
tions froides et des pessaires ou tampons astrin-
gens; la trop grande ampleur de l'utérus;
l'indocilité des femmes, ou la difficulté qu'elles
ont à se tenir tranquilles et immobiles pen-
dant les douleurs. Les principaux moyens
curatifs qu'ils indiquent, sont, d'ouvrir l'ori-
fice de la matrice avec les doigts introduits
au vagin, et la version sur la tête, si l'enfant
se présente dans une mauvaise position. Ils

</td></tr>
</table>

Av. J. C.
320
Ol. 115

croyoient opérer cette version dans bien des cas seulement par des mouvemens violens qu'ils faisoient faire à la femme. Ils paroissent n'avoir eu recours au toucher que pour reconnoître les maladies organiques de l'utérus. Ils enseignent à corriger la mauvaise direction de l'orifice de la matrice avec un doigt ou avec une sonde de plomb introduite dans cette partie, et à employer, dans les différentes maladies du sexe et de la matrice, les fomentations émollientes, les sternutatoires, des pessaires irritans, la saignée au pied, les fumigations, les lavemens, les injections utérines, et surtout une foule de médicamens héroïques et absurdes, qui attestent suffisamment l'empirisme aveugle auquel l'exercice de la médecine a été livré dans ces temps, et prouvent que les préjugés des vieilles femmes, la superstition et les spéculations métaphysiques, avoient déjà proscrit la médecine d'observation, étayée de l'étude de la nature et instituée par Hippocrate. Enfin ils se décidoient très-facilement à employer l'embryotomie, et ils indiquent différens instrumens pour tirer l'enfant mort et dépecé de la matrice, tels que le bistouri, les crochets et les tenettes.

Hippocrate III, fils de Dracon.

Épicure, né 343, mort 270 ans avant l'ère chrétienne, regarde la liqueur séminale comme une substance qui s'est détachée du corps et de l'ame.

Av. J. C.	
307 Ol. 118	Zénon de Cittion, fondateur de la secte des Stoïciens, qui attribuent l'origine du corps animal à l'effet d'une puissance mécanique, par laquelle se fait le développement des germes existans depuis l'éternité. — La première idée du système de l'évolution. — Il prit le fluide excrété par les femmes lors de la copulation pour une matière semblable à la sueur occasionée par la fatigue.
	Hérophile, grand anatomiste, connoît les trompes de la matrice, et instruit Agnodice dans l'art des accouchemens.
	Érasistrate pense que c'est la partie vaporeuse de la liqueur séminale qui cause l'évolution de l'embryon dans la matrice.
285 Ol. 123	Agnodice exerce la pratique des accouchemens à Athènes, en contravention d'un réglement qui défend aux femmes l'exercice de cet art. — Abolition de ce réglement.
	Division de l'art de guérir en Diététique, Médecine et Chirurgie.
279 Ol. 125	Origine de la secte des Empiriques, fondée par Philinus de Cos et Sérapion d'Alexandrie, mais qui forme bientôt celle des Dogmatiques, par la réunion de cette première école avec celle dite hippocratique, dont Philinus avoit opéré la réforme. — Les Empiriques avoient voulu se laisser guider par la seule observation des maladies, en rejetant les

Av. J. C.	
	théories et les dogmes des philosophes-médecins contemporains, qui formèrent ce que l'on appela école hippocratique ; mais ne pouvant se contenir dans la route de l'observation tracée par Hippocrate, et l'étude des spéculations théoriques sur les causes premières des maladies étant devenue nécessaire, cette espèce de confusion donna naissance à la nouvelle école dogmatique.
246 Ol. 133	Straton de Lampsacus.
234 Ol. 136	Caton le Censeur, né 234, mort 149 ans avant l'ère chrétienne, renommé par sa haine contre les médecins grecs et par ses cures superstitieuses.
219 Ol. 140	Archagathus, le premier médecin grec établi à Rome.
198 Ol. 145	Eumènes II, roi de Pergame, fonde la bibliothèque de Pergame. — A cette époque ont été composés la plupart des écrits faussement attribués à Hippocrate, parmi lesquels nous distinguons celui des Chairs, de l'Épilepsie, des affections des Filles, des Glandes, des Lieux dans l'homme, où l'on trouve des passages relatifs à la médecine puerpérale ; mais ils n'offrent que des répétitions des autres livres hippocratiques.
132 Ol. 162	Ptolomée VII, surnommé Cacergètes, chasse les savans d'Alexandrie. — Les Érasistratéens se

Av. J. C.	
	réfugient à Smyrne, et les Hérophiléens au temple de Carus près de Laodicée, où ils établissent des écoles.
100 Ol. 170	Asclépiade s'établit à Rome. Il compare l'état de l'embryon à celui dans lequel les animaux se trouvent pendant le sommeil, et croit que c'est une disposition particulière de la liqueur séminale qui engendre les jumeaux.
	Thémison de Laodicée, fondateur de la secte des méthodiques d'après les principes d'Asclépiade. — Cette secte établissoit des propriétés générales ou des états communs à plusieurs maladies, d'où ils formèrent des indications générales, sans rechercher les causes cachées des maladies, comme le faisoient les Dogmatiques, et sans avoir égard au concours des différens symptômes, comme les Empiriques l'enseignoient. Croyant inutile l'étude des causes des maladies et la doctrine des crises, ils établirent deux classes générales de maladies, le strictum et le laxum, sur lesquelles ils fondèrent leurs deux indications générales, — le premier germe de la doctrine de Brown.
46 Ol. 183	Jules-César encourage l'étude de la médecine, en accordant aux médecins le droit de citoyen Romain.
Ère chrét. 5	Aur. Corn. Celse paroît avoir eu des connoissances plus exactes des parties génitales et de l'art des accouchemens. Il parle de la dif-

férence entre le bassin de l'homme et celui de la femme. Sans donner la description précise de la matrice, il ne parle pas de sinus ou cornes de ce viscère. Cependant il a probablement connu ses ligamens larges, ainsi que la position naturelle de l'utérus, laquelle, d'après lui, est un peu oblique d'avant en arrière. Il conseille de procéder à temps à l'opération, si l'accouchement exige les secours de l'art, avant que l'inflammation des parties ait augmenté le danger; de ménager l'orifice de la matrice, et de le dilater lors de l'extraction artificielle de l'enfant; mais de n'opérer cette dilatation que dans le moment du repos, attendu que les contractions de l'utérus s'opposent à cette tentative. Il conseille de reconnoître la position du fœtus par l'introduction de la main dans la matrice; et quoiqu'encore embryotomiste, sa pratique est cependant plus raisonnée que celle de ses prédécesseurs. Il donne de fort bons conseils sur l'extraction de l'arrière-faix. Il est le premier qui ait enseigné que le fœtus peut être tiré par les pieds, et que l'accouchement peut être naturel, lors même que ces dernières parties se présentent, de manière qu'on n'a pas besoin de retourner l'enfant pour amener la tête à l'orifice de la matrice. Enfin il enseigne à faire la version par les pieds dans le cas que la mauvaise position de l'enfant l'exige.

22   Ant. Musa est appelé pour assister à l'accouchement de Livie, femme d'Auguste.

41 Thessalus de Tralles raffermit la doctrine des Méthodiques.

54 Les priviléges accordés aux médecins à Rome sont restreints à un petit nombre de médecins appelés Archiatres, auxquels sont subordonnés les médecins ordinaires. Cette mesure a été commandée par le charlatanisme auquel s'étoient livrés la plupart des médecins de Rome.

68 Athénée d'Atalia croit que les ovaires sont superflus, et que, comme les mamelles de l'homme, ils ne servent qu'à établir la symétrie.

Ecole Pneumatique fondée par Athénée. Cette secte attribue à une substance éthérique, au pneuma des anciens philosophes, la vie et toutes ses modifications. Elle surcharge la nosologie, la pathologie, la séméiologie et surtout la sphygmique, de subtilités théoriques.

79 Cajus Plinius Secundus, né en 23, mort en 79, donne des notices relatives à l'histoire naturelle de l'homme, aux médicamens employés dans la médecine puerpérale, et aux premières opérations de l'hystérotomie abdominale, faites sur des femmes mortes en état de grossesse. Il rapporte des contes superstitieux sur la mauvaise qualité du sang menstruel, que l'on croyoit se communiquer même à l'atmosphère qui environne les femmes.

80   Agathinus de Sparte cherche à opérer la réunion des différentes sectes médicales, et est le fondateur d'une nouvelle, appelée Éclectique ou Épisynthétique. Celle-ci choisit dans la doctrine des autres les meilleurs principes, pour les coordonner et en faire un système.

Philumenus conseille de faire la version par les pieds, même lorsque la tête de l'enfant se présente à l'orifice de la matrice et qu'elle est trop grosse pour être amenée. Il parle du renversement de la matrice, et paroît avoir été grand embryotomiste.

Arétée de Cappadocie paroît avoir observé la membrane caduque, en ce qu'il admet deux membranes de la paroi interne de la matrice.

97   Soranus d'Éphèse avoit des connoissances anatomiques, peu communes, des parties de la génération. Il dit que la matrice de la femme ne présente pas des tortuosités comme celle des animaux, et que sa figure peut être comparée à celle d'une ventouse. Il n'admet déjà pas de cotylédons de la matrice de la femme. Il parle de l'articulation du sacrum et de l'iléon, du changement de position de l'orifice de la matrice pendant la gestation, et décrit l'hymen et le clitoris.

Rufus d'Éphèse paroît avoir examiné des œufs d'animaux, et parle de l'amnion, du chorion, de l'ouraque, de deux veines et de deux artères ombilicales.

97 Moschion, auteur du premier livre élémentaire de l'art des accouchemens par demandes et réponses, qui contient de bons principes et renferme une assez bonne figure de la matrice. Il donne la description d'un siége d'accouchement, conseille l'usage des bains jusqu'au huitième mois de la grossesse, mais les défend lors du travail de l'enfantement, comme trop affoiblissans, et leur substitue, pour ramollir l'orifice de la matrice, les embrocations émollientes. Il conseille de soutenir le ventre par un bandage, s'il est trop penché en avant. Pour opérer la sortie du tronc après la sortie de la tête, il conseille de remuer celle-ci d'un côté à l'autre, et d'y faire de légères attractions. Il réprouve la doctrine des livres hippocratiques sur l'extraction de l'arrièrefaix, et donne de bonnes règles concernant cette opération. Le volume peu considérable de l'enfant et l'obliquité de la matrice sont souvent, d'après lui, la cause de l'accouchement difficile. Enfin il enseigne à faire la version par les pieds, si l'enfant est en travers.

200 Galien, de Pergame, né en 131, mort en 200, parle de l'articulation des os du bassin. Il prétend que la génération se fait par l'action uniforme des deux sexes; que la femme est douée des mêmes parties que l'homme, mais qu'elles sont enfermées dans l'intérieur du corps par l'effet du froid. Il prend les ovaires pour les testicules de la femme, qui sécrètent aussi de la liqueur séminale, et croit que la

femme a même des épididymes, mais qu'ils sont très-petits. La matrice est, selon lui, composée d'autant de cellules que la femme a de mamelles, et les parois de ce viscère sont plus minces dans le temps de la gestation, dont la durée est de neuf mois. L'embryon a, selon lui, un ouraque et quatre vaisseaux ombilicaux, et l'œuf renferme aussi la membrane allantoïde. Le fœtus n'est pas nourri par la bouche, mais par le nombril; il attire du placenta le sang et l'air de la mère; la chair et les viscères doivent leur existence au sang, les vaisseaux au sang mêlé d'air, et la cervelle à la liqueur séminale seule. Le placenta est formé le premier, et ensuite seulement le reste de l'œuf. Une partie du fœtus est formée après l'autre, parce que tous les organes ne sont pas nécessaires dès le commencement. Vers la fin du travail de l'enfantement, quand la tête est prête à franchir les parties externes, il recommande de placer la femme sur le siége d'accouchement, cette précaution n'étant pas nécessaire au commencement du travail.

QUATRIÈME TABLE.

De la mort de Galien, en 200, à la révolution opérée dans la médecine par Paracelse en 1517.

La superstition, la magie, l'astrologie, l'emportent sur la doctrine de Galien. — Siècles d'ignorance et de barbarie. L'art de guérir encore cultivé parmi les Arabes. — Renouvellement des sciences en Europe ; restauration de la médecine grecque. — Doctrine de Galien généralement reçue et servilement respectée.

Ère chrét.	
200	AMMONIUS SACCAS, en combinant les systèmes des Péripatéticiens et des Académiciens avec les mystères théosophiques des Orientaux et le christianisme, forme l'école moderne des Platoniciens. On suppose que les démons et les mauvais esprits font naître les maladies et les guérissent après. Les Épicuriens combattent cette doctrine, mais sans succès.
202	Quintus Septimius Florens Tertullianus., payen converti et ensuite prêtre à Carthage, en cherchant à prouver que l'ame de l'embryon existe dès l'acte de la génération, parle de l'embryulcie comme d'une opération pratiquée de son temps, et l'improuve.
284	L'empereur Dioclétien cherche à proscrire la magie.
307	L'empereur Constantin établit une différence entre les *archiatri palatini*, qui sont médecins du prince, et entre les *archiatri populares*, médecins de l'état, auxquels sont subordonnés les médecins ordinaires.

33o	Fondation de l'école de médecine de la ville de Dshondisabur par Sapor II, roi des Perses.
36o	Oribase compile les ouvrages de médecine de ses prédécesseurs ; il donne de bons principes relativement à l'éducation physique des enfans et au choix des nourrices.
	Théodore Priscian rapporte des exemples de la hernie de la matrice où ce viscère étoit sorti du bas - ventre par l'anneau abdominal.
4oo	Origine d'établissemens publics où les malades ont été reçus et traités par des moines et des parabolains (des personnes qui s'exposent hardiment au danger). Ces parabolains étoient en si grand nombre à Alexandrie, qu'ils ont pu susciter une émeute en 416.
476	Bouleversement de l'empire romain en Occident.
541	Peste générale.
	Aétius d'Amida, médecin de l'empereur Justinien à Constantinople, compilateur estimé, donne l'extrait des écrits perdus de Philumenus et d'Aspasie. — C'est le premier auteur qui parle du bassin mal conformé. Il assure que la jonction des os pubis est plus forte chez la femme que chez l'homme. Il donne une assez bonne description de l'utérus, où la liqueur séminale parvient, selon lui, des testicules de la femme par les cornes de la matrice, et dit que les parois de ce viscère sont plus minces dans l'état de grossesse que dans l'état

de vacuité, et que les veines ombilicales se joignent près du nombril pour n'en former qu'une. Il explique l'origine du placenta par la transformation des vaisseaux anastomosés ou des cotylédons, qui s'implantent à l'utérus, et est le premier auteur qui rapporte une observation de pierres trouvées dans la matrice. Il dit que les vices organiques de la matrice rendent l'accouchement difficile, et parle d'un instrument qui doit servir à dilater les parties, pour que le chirurgien puisse voir et examiner d'où provient la difficulté de l'accouchement.

558   Première apparition de la petite-vérole en Arabie pendant la guerre entre les Arabes et les Abyssins.

Ignorance et barbarie en Occident; la médecine est entièrement entre les mains des moines.

622   Commencement de l'hégire et de l'empire des Sarrasins, fondé par Mahomet.

634   Paul d'Égine, particulièrement renommé parmi les Arabes par rapport à son habileté dans l'art des accouchemens, fréquemment consulté des sages-femmes et surnommé l'accoucheur, traite dans ses ouvrages de l'art des accouchemens, et suit la doctrine de ses prédécesseurs. Il décrit bien l'inflammation de la matrice, conseille les injections dans l'hémorragie de ce viscère, qu'il appelle un rhumatisme de tout le corps, et emploie un traitement convenable contre les tumeurs lai-

	teuses occasionées par la suppression de la sécrétion de ce fluide. Il veut, dans tout accouchement où l'enfant ne présente pas la tête, tâcher d'amener celle-ci, et parle d'un instrument pour percer le crâne.
640	Destruction de la ville d'Alexandrie et de sa bibliothèque.
690	Hôpitaux à Jérusalem, où les prêtres sont médecins et infirmiers en même temps.
754	Hôpitaux à Bagdad.
805	Charlemagne ordonne que la médecine soit aussi enseignée dans les écoles des cathédrales.
820	Sérapion le vieux (Jahiah Ebn Sérapion), Syrien, prétend que les affections hystériques reconnoissent pour cause l'abstinence des femmes.
923	Rhazès (Muhhammed Ebn Secharjah Abu Bekr Arrasi), compilateur arabe, meurt. Il enseignoit que le nombre des plis aux tégumens du bas-ventre d'une femme accouchée du premier enfant, indique le nombre des enfans dont elle pourra encore accoucher. Il explique bien la formation des môles chez les vieilles femmes, ainsi que des faux germes; il parle de l'hydropisie de la matrice comme d'une maladie rare, et d'un lacs qui doit servir à l'extraction du fœtus.
959	Burcard, comte de Linzgau, Buchorn et Montfort, abbé de S. Gal, est tiré par le moyen de l'hystérotomie abdominale du ventre de sa mère décédée.

980	Fondation de l'académie de Cordoue par Al-mansur.
984	Première notice sur l'existence de l'école de médecine de Salerne. — Adalberon, archevêque de Verdun, se rend à Salerne pour s'y faire traiter.
994	Ali Ben Abbas meurt. Cet auteur parle de la membrane caduque de l'œuf d'après Arétée, et pour justifier l'embryotomie il s'attache à comparer l'embryon avec les fruits des arbres. Il prétend que les urines sont noires après l'accouchement, et que cette couleur provient des parties impures du sang resté dans le corps de la mère après avoir servi de nourriture au fœtus ; il attribue à la mauvaise qualité de ce sang la cause de la petite-vérole, ce qui a sans doute donné lieu à l'opinion que l'on pourra préserver les enfans de cette maladie en évacuant le sang contenu dans la portion fœtale du cordon ombilical. Il donne des observations sur l'obliquité de la matrice et sur des pierres trouvées dans ce viscère. Ses écrits prouvent que les médecins n'étoient appelés aux accouchemens que pour donner des conseils, et que c'étoient les sages-femmes qui pratiquoient l'art.
1000	Avicenne (Al-Hussain Abu-Ali Ben Abdallah Ebn Sina), Persan, né en 987, mort en 1036, nommé le prince des médecins. Il est le premier qui ait parlé des défauts de l'évacuation de la liqueur séminale ; il parle avec prolixité

de la position de la femme lors de l'accouchement, enseigne à dilater l'orifice de la matrice avec un instrument particulier, à se servir d'une espèce de lacs formé par l'ourlet d'un linge, de pinces et d'autres instrumens, en recommandant cependant de laisser agir la nature pour ne pas irriter inutilement l'orifice de la matrice et en ôter le mucus qui le lubréfie. Il croit que les filles naissent avec plus de difficulté et qu'elles sont plus foibles que les garçons. Il décrit le pourpre des enfans, qu'il place entre la petite-vérole et la rougeole.

1001 Gebhard, comte de Brégentz, né à l'aide de l'hytérotomie abdominale, après la mort de sa mère, est nommé évêque de Constance.

1070 Les hospitaliers de la Sainte-Croix de Montpellier s'obligent à traiter gratuitement les malades.

1080 Hôpital à Constantinople, desservi par des moines.

1092 Confréries pour le traitement des malades dans la Palestine.

1096 Première croisade.

1100 Rédaction du *Regimen sanitatis salernitanum.*

1122 Albucasis (Khalaf Ebn Abbas Abu'l Kasem, ou Alzaharavius), Espagnol, donne la figure de différens instrumens pour l'embryotomie, et les premières observations d'une conception extra-utérine où l'enfant a été évacué par morceaux à la suite d'un ulcère survenu au bas-ventre. Il communique aussi des exemples d'enfans attaqués d'hydrocéphales.

1131   Le concile de Rheims défend l'exercice de la chirurgie aux moines.

1139   Le concile de Lateran renouvelle la loi royale, *de mortuo inferendo*, pour empêcher que le fœtus, qui est peut-être en vie, ne soit enterré avec la mère.

1150   Fondation de l'école de médecine de Montpellier.

1160   Léon, patriarche de Constantinople, défend aux prêtres la pratique de la médecine.

1162   Réglement pour les établissemens de filles de joie en Angleterre.

Éros ou Trotula, médecin de l'école de Salerne, donne un écrit sur les maladies des femmes, extrait presqu'en totalité des Arabes, où l'auteur conseille d'introduire un tampon oblong dans l'anus pour prévenir le déchirement du périné.

1179   Avenzôar (Abdel-malek Abu Merwan Ebn Zohr) de Séville, meurt. Il a observé la perte de la matrice par suite d'exulcération, sur une femme qui n'est pas morte de cette maladie.

1200   Averrhoès (Mahhummed Abu'l Walid Ebn Achmed Ebn Roschd), de Cordoue, mort en 1217, pense que les testicules de la femme (les ovaires) devoient être comparés aux mamelles de l'homme, qu'ils sont inutiles à la généra-

	tion ; que même la liqueur séminale de l'homme ne contribue à la génération qu'en ce qu'elle contient une partie éthérée, moyennant laquelle une femme, en se baignant dans la même eau où un homme viendroit d'évacuer la liqueur séminale, pourroit devenir enceinte. La polodixie de l'aimant et la boussole commencent à être connues.
1210	Le pape Innocent III confirme l'établissement d'un hospice fondé par les hospitaliers à Rome pour les enfans nés hors le mariage.
1215	Fondation de la faculté de médecine de Paris et de Bologna.
1225	Réglemens pour les écoles de médecine de Salerne et de Naples, donnés par l'empereur Frédéric II.
1271	Le collége des chirurgiens de Paris, fondé par Jean Pitard. Par suite de cette réunion les chirurgiens instruits séparèrent leur cause de celle des barbiers, et il s'éleva entre les chirurgiens et les médecins, sur leurs relations réciproques, une dispute qui dura jusqu'au dix-huitième siècle.
1274	Thomas d'Aquino, né en 1225, mort en 1274, enseigne que l'ame de l'embryon est créée lors de la conception ; que la liqueur séminale contient un *principium corporis formativum*, qui passe dans la matière fournie par la matrice, et détermine la forme des enfans ; qu'il ne faut qu'une partie éthérée, de la chaleur

	et de l'humidité, pour la génération, puisque des corps en fermentation et en putréfaction produisent des animaux vivans.
1281	Le concile de Salzbourg favorise la croyance superstitieuse que les maladies sont envoyées par la divinité.
1285	Salvino degli Armati de Florence, mort en 1317, taille le premier verre convexe.
1295	Lanfranchi, de Milan, s'établit à Paris, où il est reçu au collége des Chirurgiens.
	Roger Bacon, Anglois, né en 1216, mort en 1295, recommande l'étude des mathématiques et la lecture des anciens, comme la base de l'étude de toutes les sciences.
1312	Le concile de Vienne en Autriche donne la permission aux laïques d'avoir la direction des hôpitaux, pour empêcher les dilapidations dont les moines s'étoient rendus coupables.
1315	Mondini de Luzzi, professeur à Bologna, mort en 1325, est le premier qui ait publiquement disséqué des cadavres. Il donne néanmoins le nom de testicules aux ovaires de la femme, et attribue sept cellules à la matrice.
1327	Dinus de Garbo meurt. Il commente le livre de la Nature de l'enfant d'Hippocrate et le traité de la Génération d'Avicenne, et cherche à prouver, par des argumens tirés de l'astrologie, la vitalité des enfans nés au terme de huit mois. Il fait des recherches sur la partie

éthérée de la liqueur séminale, et discute si elle provient seulement du cœur du père, ou aussi d'autres parties principales; si elle est animée et douée d'intelligence.

Thomas de Garbo, mort en 1370, rapporte une observation d'un germe avorté peu de jours après la conception, dans lequel il prétend avoir distingué les trois cavités du corps sous la forme de trois vésicules.

1330 François de Piémont recommande la lecture de quelques passages des pseaumes de David contre les accouchemens laborieux, et rapporte une observation de superfétation.

1347 Jeanne, reine de Naples, donne un réglement pour les maisons de débauche d'Avignon.

Fondation de l'université de Prague.

1348 Peste cruelle, appelée la Mort noire.

1357 Ordonnance du pape Innocent VI, qui défend à tout médecin de voir un malade pour la seconde fois, sans appeler en consultation un ecclésiastique qui ait soin de l'ame du malade.

1363 Guy de Chauliac, de Chevaudan en Auvergne, chirurgien distingué, réformateur de la chirurgie de son temps.

1376 L'école de médecine de Montpellier obtient la permission de disséquer des cadavres.

1384 Fondation de l'université de Vienne en Autriche. — Plusieurs autres universités fondées dans la suite.

1398	Jean Charlier, de Gerson, chancelier de l'université de Paris, né en 1363, mort en 1429, engage la Sorbonne à s'opposer à la superstition astrologique et à la magie.
1409	Jean Platearius recommande aux nonnes et aux veuves la masturbation contre l'hystérie, qu'il suppose provenir de l'abstinence du coït.
1413	Jacques de Forli meurt. Il chercha à expliquer par des sophismes la ressemblance des enfans avec leurs père et mère, et la suppression des règles pendant la grossesse ; il attribue le prétendu défaut de vitalité des enfans nés à terme de huit mois, à l'influence des planètes, parce que c'est Saturne qui règne au huitième mois de la grossesse, tandis que c'est la Lune qui règne au septième. Il penchoit pour l'extraction hâtive de l'arrière-faix.
1414	La coqueluche est épidémique en France.
1436	Invention de l'imprimerie.
1440	Ant. Guaineri, de Pavie, meurt. Il rapporte l'observation d'une grossesse qui eut lieu sans que la femme eût jamais été réglée, et une autre d'une femme chez qui les règles n'ont jamais paru que durant la gestation.
1453	Constantinople conquis par les Turcs. — Les Grecs savans se réfugient en Italie, où ils sont bien reçus.
1468	André Doria, noble Génois, amiral d'Espagne et de France, vient au monde par le moyen de l'hystérotomie abdominale, après la mort de sa mère.

1486	Peste en Angleterre, appelée la Suette.
1492	Découverte de l'Amérique.
1493	La vérole paroît à la fois en France, en Italie et en Allemagne.
1500	L'hystérotomie abdominale est faite pour la première fois sur une femme vivante par Nufer, châtreur à Singershausen, en Turgau en Suisse.
1502	Gabr. Zerbi, de Vérone, prof. à Padoue et à Rome, mort en 1505, décrit le premier les ligamens ronds de la matrice, mais d'une manière peu satisfaisante. Il croit, par exemple, que la matrice s'attache aussi aux reins.
1505	Les médecins de Paris se liguent avec les barbiers contre les chirurgiens. Fièvre pétéchiale épidémique en Italie.
1513	Eucharius Rhodion (Gutlieb Rösslin) publie le premier livre sur l'art des accouchemens qui ait paru par la voie de l'impression.
1514	Pierre Brissot, de Fontenai-le-comte en Poitou, né en 1478, mort en 1522, apologiste des anciens médecins grecs, défenseur zélé de la médecine hippocratique, propose de faire la saignée contre les fluxions de poitrine, même à la partie affectée, ce qui donne lieu à une vive dispute entre les médecins. Les chirurgiens de Paris sont de nouveau reçus dans la Faculté.

CINQUIÈME TABLE.

Depuis la réforme opérée dans la science médicale par Paracelse, vers 1517, jusqu'à Stahl, Deventer, en 1700.

L'autorité de Galien ébranlée par Paracelse. — Sectes différentes. — Maladies nouvelles. Médecine légale. Renouvellement de la médecine hippocratique. Culture de l'anatomie et de la physiologie. Restauration de la chirurgie. Étude de l'art des accouchemens encouragée. — Joug du Galénisme secoué. — Système de Van-Helmont et de Sylvius, qui ne voient dans l'organisation que le résultat d'opérations chimiques.

Ère chrét.	
1517	PARACELSE, né en 1493, mort en 1541, se nommant Philippus Aureolus Theophrastus Paracelsus ab Hohenheim, s'élève contre l'autorité de Galien et des Arabes; découvre quantité de remèdes chimiques, spécialement tirés du règne minéral, jusqu'alors inconnus et supérieurs aux anciens médicamens; enseigne le premier qu'il n'existe pas une différence essentielle entre les poisons et les médicamens : mais sa doctrine est fondée sur des principes cabalistiques, astrologiques, magiques et alchimiques. Réformation de Luther.
1521	Jacq. Berenger, de Carpi, professeur à Pavie et à Bologne, mort en 1550, croit que la liqueur de l'amnios est le produit de la transpiration du fœtus. Cet auteur assure avoir opéré avec

	succès l'excision de la matrice, de concert avec son père, et rapporte trois exemples de la même opération faite avec succès.
	Veites, docteur en médecine, est condamné à Hambourg à être brûlé comme aventurier et pour avoir exercé le métier de sage-femme.
1522	Alexand. Achillini, né en 1463, mort en 1525, professeur à Bologne, parle de l'hymen; mais en assurant que cette membrane se trouve dans l'orifice de la matrice, il prouve par là qu'il ne l'a jamais vue.
1525	Ortolfus, docteur en médecine à Fribourg en Brisgau, publie une instruction à l'usage des femmes enceintes, dans laquelle il enseigne que l'on peut abandonner l'accouchement aux forces de la nature, si l'enfant présente les pieds à l'orifice de la matrice. Il assure qu'en Italie les sages-femmes enveloppent la main d'un linge fin trempé d'huile pour parvenir à détacher l'arrière-faix de la matrice.
1527	Jason à Pratis de Siriksée en Séelande, né en 1485, mort en 1558, publie un livre sur les accouchemens.
1529	La suette épidémique en Hollande, en Allemagne et en Suisse.
1533	Code pénal de Charles V. — Origine de la médecine légale.

1537	L'inoculation de la petite-vérole est déjà pratiquée à Céphalonie.
1542	Jean - François Fernel , né à Mont - Didier en Picardie, en 1496 (d'après d'autres en 1506), mort en 1558 , médecin du roi.
1545	Le Corps des chirurgiens de Paris obtient les priviléges accordés aux Universités.
1549	Matth. Cornax et P. Dirlewang font l'hystérotomie abdominale à une femme vivante, à Vienne en Autriche.
1553	Jacques Ruef, lithotomiste à Zuric, donne la première figure de deux tenettes ou pinces pour faciliter l'extraction du fœtus mort, ainsi que d'un instrument pour dilater le vagin et l'orifice utérin, appelé speculum de la matrice.
1555	Andr. Vésale, de Bruxelles, né en 1515, professeur d'anatomie à Padoue, Pise et Bologne, et ensuite médecin de Charles V et de son fils Philippe II, et mort en 1564, a décrit le bassin, la différence entre celui de l'homme et celui de la femme, et la matrice en état de vacuité, dont il croit les parois plus épaisses qu'en état de grossesse. Il est le premier qui ait assuré que l'utérus de la femme n'est pas pourvu de cotylédons ; mais il lui suppose trois couches musculaires, comme on les trouve dans la matrice des animaux. Il a connu les ligamens larges de la matrice, et prend les ligamens ronds pour des muscles. Il a le pre-

mier découvert les erreurs de ses prédécesseurs dans la description de l'œuf humain. — La meilleure position de la femme pour accoucher est, selon lui, d'être couchée sur les genoux.

1556   Établissement d'une salle d'anatomie à Montpellier.

Reinerus Solenander, de Louvain, a connu une femme qui étoit habituellement réglée par le nez, et a observé le retour du flux menstruel chez de vieilles femmes, ainsi que des hémorragies utérines vers la fin de la grossesse.

1558   Janus Cornarus (Hagenbot), professeur à Jena, traducteur d'anciens auteurs grecs, meurt.

1559   Nicol. Massa, de Venise, mort en 1569, décrit le premier les prostates et la matrice en état de grossesse.

Realdus Columbus, de Crémone, professeur à Padoue, Pise et Rome, mort en 1577, ne croit pas à l'écartement des os pubis dans l'accouchement; parle du clitoris et de l'hymen, et a examiné la matrice en état de grossesse. Il ne croit pas que le fœtus avale la liqueur de l'amnios, parce qu'il la prend pour un excrément transpiré; mais il pense que cette humeur sert à rendre le fardeau du fœtus moins pénible. Il n'ajoute pas foi à la culbute que fait le fœtus, selon l'opinion générale, vers le terme de la gestation, et assure avoir observé et montré à quantité de spectateurs la liqueur séminale dans les ovaires, qu'il prit encore pour les testicules de la femme. Il a examiné le cadavre de jumeaux unis par concrétion, celui d'un hermaphrodite, et d'une femme qui n'avoit pas de matrice.

1560 — Commencement de la dispute, en France, sur l'antimoine, qui a duré 120 ans.

1561 — Gabriel Faloppia, de Mutina, né en 1523, mort en 1563, découvre les vésicules séminales, et est le premier qui ait bien décrit le clitoris, l'hymen et les ligamens ronds de la matrice, qu'il compare aux crémasters de l'homme, et qu'il ne prend pas pour des muscles, comme l'a fait Vésale; il les suit presqu'à leur passage par l'anneau abdominal et à leur terminaison dans la graisse du mont de Vénus. Il est le premier qui ait reconnu que ce que l'on avoit pris jusqu'alors pour les cornes de la matrice, formoit des conduits qu'il nomma trompes, et auxquels il attribua la fonction de donner passage à la liqueur séminale de la femme, en assurant y avoir souvent trouvé de cette humeur. Il décrit la membrane interne, villeuse, de ces trompes, leurs tortuosités et la circonférence frangée du pavillon. Il parle de vésicules jaunes ou remplies d'eau limpide qu'il a rencontrées dans les ovaires, de manière qu'il avoit déjà observé les corps jaunes. Il paroît avoir eu quelque idée de la membrane caduque de l'œuf, et assure le premier qu'il n'existe pas de membrane allantoïde dans l'œuf humain, mais que l'ouraque finit entre le chorion et l'amnion, entre lesquels il croyoit encore que les urines sont évacuées par l'ouraque.

Pierre Franco, de Turrière en Provence, chirurgien à Lausanne, Berne et Orange, recommande de faire la version par les pieds, si le fœtus se présente dans une mauvaise position quelconque, et conseille d'appliquer un lacs au pied qu'on aura le premier rencontré.

1564 | Barth. Eustachi, de San-Severino, professeur, à Rome, mort en 1574, décrit bien le bassin, donne la première bonne figure de la matrice, et représente le premier le muscle constricteur du vagin. Il enseigne que l'œuf humain n'est pas muni d'allantoïde, et que même l'ouraque n'y a pas d'ouverture; mais il croyoit encore que les corps caverneux s'attachoient à la vessie urinaire et aux prostates.

Jul. Cés. Aranzi, professeur à Bologne, mort en 1589, nie le premier l'anastomose des vaisseaux de la partie fœtale et utérine du placenta, et est l'auteur qui a le mieux décrit, jusqu'à son temps, la matrice en état de grossesse.

1565 | Conr. Gesner, médecin suisse, né en 1516, mort en 1565, commence le recueil des écrits des anciens auteurs sur la médecine puerpérale, que Gasp. Wolf a publié après la mort de Gesner, sous le nom de *Gynæcia*.

1565	Rembert Dodoens, de Malines, né en 1517, mort en 1585, professeur à Leyde, observe un larmoiement sanguin à la suite d'une suppression des règles, ainsi qu'une hydropisie de la matrice.
1570	Guill. de Baillou (*Ballonius*), de Paris, né en 1538, mort en 1616, médecin hippocratique.
1571	Andr. Césalpini, d'Arezzo, né en 1519, mort en 1603, enseigne déjà la circulation du sang par les poumons, et se doute probablement même de la grande circulation.
1573	Ambr. Paré, né à Laval dans le Maine, en 1510, mort en 1590, chirurgien distingué dans l'histoire de l'art, successivement premier chirurgien de quatre rois de France. C'est par ses soins que le premier hospice pour des femmes enceintes a été ouvert. Il assure, dans ses écrits, n'avoir jamais vu l'hymen; croit que les os pubis ne s'écartent pas dans l'accouchement, mais que ce sont le sacrum et l'iléum qui s'écartent l'un de l'autre, et qu'il a lui-même entendu le craquement occasioné par l'écartement de ces os. Il assure qu'on ne rompt pas en Italie aux jeunes filles l'articulation du coccyx avec le sacrum, comme on paroît le croire généralement, pour les disposer à accoucher facilement. Il n'ose pas prononcer si le fœtus tourne la tête en bas ou en haut au commencement de la gestation, et recommande aux femmes enceintes un bandage de corps et un lit particulièrement arrangé pour l'accouchement. Il enseigne la

version par les pieds pour toutes les mauvaises positions de l'enfant, et indique la manière la plus sûre pour parvenir au second pied, si l'un est tiré dans le vagin. Il conseille d'opérer l'extraction de l'arrière-faix, aussitôt que l'enfant est sorti, et ne croit pas que l'on doive hasarder l'hystérotomie abdominale sur une femme vivante. Il rapporte enfin l'observation d'un accouchement de jumeaux qui formèrent une concrétion pierreuse. Il se servit, pour opérer l'extraction du fœtus et de la tête séparée du tronc et restée dans la matrice, de différens instrumens, parmi lesquels nous distinguons le pied de griffon, des tenettes, des crochets et des ciseaux, différentes espèces de spéculum de la matrice, un anneau et un lacs pour la ligature de polypes, et surtout les premiers pessaires de forme ovalaire, et le crochet mousse à large prise, qui a probablement suggéré l'idée du levier et du forceps.

1571   Joachim Strüppe, de Gelnhausen, le premier auteur d'un ouvrage sur la police médicale.

Volcher Coiter, né à Gröningue en 1510, mort en 1600, démontre l'existence des vésicules des ovaires dans les animaux ruminans. Il découvrit, le dixième jour de la conception, dans une truie, une substance vitrée, enduite d'une membrane dans laquelle l'embryon et des vaisseaux très-distincts pouvoient être observés.

Le magistrat de Francfort-sur-Mein soumet les sages-femmes de cette ville à un réglement.

1575	Constantin Varoli, de Bologna, né en 1543, mort en 1575, observa l'embryon de la grandeur d'un grain d'orge le dixième jour de la conception.
1577	Peste dans le Milanois.
1580	Louis, duc de Würtemberg, défend aux pâtres l'exercice de la pratique des accouchemens.
1581	François Rousset recommande de ne pas négliger de faire l'hystérotomie abdominale dans les cas indiqués.
1586	Gasp. Bauhin, de Lyon, né en 1550, mort en 1624, publie la deuxième édition des Gynæcia recueillis par Gesner et Wolf.
	Félix Plater, né en 1537, mort en 1614, prof. à Bâle, a connu une fille parfaitement réglée à l'âge de cinq ans, et une femme avec une chute de la matrice, à laquelle ce viscère, attaqué de gangrène, a été amputé, et chez laquelle l'évacuation menstruelle s'est ensuite faite par l'anus.
	Marcellus Donatus, de Mantoue, rapporte des observations de conception sans que les règles aient été établies, de sécrétion du lait chez des hommes, de fausses grossesses et d'hydropisie de la matrice. Il allègue des observations de naissances tardives rapportées par d'autres auteurs.
	Archangelo Picolhuomini, de Ferrare, né en 1556, professeur à Rome, donne la première bonne description de toutes les attaches de l'utérus aux parties voisines.

1587	Gervais de la Touche, gentilhomme du Poitou, recommande aux femmes de condition de se servir d'accoucheurs, à cause de l'ignorance des sages-femmes.
1597	Israël Spach, professeur de médecine à Strasbourg, publie la troisième édition des Gynæcia.
1598	Severin Pineau, né à Chartres, mort en 1619, chirurgien de Paris, démontre l'existence de l'hymen, niée par plusieurs de ses contemporains, et soutient que l'écartement des os du bassin dans l'accouchement se fait ordinairement pour le faciliter.
	Jacques Guillemeau, chirurgien-accoucheur à Paris et de la reine Marie de Médicis, né en 1550, mort en 1609, enseigne le premier qu'il faut savoir reconnoître la position de l'enfant avant la rupture des membranes ; à faire la version par les pieds, par le moyen de ce qu'il appelle accouchement forcé, quand même l'orifice de la matrice ne seroit pas encore ouvert pour permettre l'introduction de la main, afin de sauver la mère dans les cas de convulsions et d'hémorragies utérines ; à ne jamais tirer le fœtus par un pied seulement, et à tourner l'enfant que l'on tire par les pieds, de sorte que le ventre, et par conséquent aussi la face, regardent le sacrum. Il a fait cinq fois l'opération de l'hystérotomie à des femmes en vie, mais sans succès, quelquefois cependant avec une issue heureuse pour l'enfant après la mort de la mère. Il conseille de ne se servir d'instrumens que dans la dernière

nécessité; il décrit un instrument pour ouvrir le ventre de fœtus attaqués d'hydropisie, et des crochets de son invention.

1600   J. B. van Helmont, de Bruxelles, né en 1577, mort en 1644, renverse la doctrine chimique de Paracelse, purge la science médicale des bizarreries astrologiques et alchimiques dont elle étoit infectée, et crée la doctrine chimique de la fermentation, à laquelle il soumet l'organisation des êtres vivans, et même la force vitale.

Jérôme Fabrice, d'Acquapendente, né en 1537, mort en 1619, prof. à Padoue, donne une bonne description avec figures du fœtus et de l'œuf, tant humain que de différens animaux; il fait des observations avec des œufs de poule couvés; mais il tombe dans différentes erreurs, et croit encore que la coque de l'œuf n'est formée qu'au moment où il est pondu.

Andr. du Laurens, d'Arles, mort en 1609, chancelier de l'université de Montpellier, prend l'hymen pour une anomalie qui n'existe pas dans l'état naturel, et croit que la communication du placenta et de l'utérus se fait par résorption.

1601   Louise Bourgeois, dite Bourcier, sage-femme de la reine de France Marie de Médicis, publie des écrits sur les accouchemens; elle conseille de faire coucher la femme sur le côté opposé au fond de la matrice, si ce viscère se trouve dans une position oblique.

1603	Rodéric à Castro, professeur à Pise et ensuite médecin à Hambourg, représente la gestation comme une maladie chronique dont l'accouchement est la crise. Il parle des qualités nécessaires à une bonne sage-femme, et du renversement de la matrice.
1605	Guill. Fabri, de Hilden, né en 1560, mort en 1634, prouve que le fœtus peut encore vivre plusieurs heures après la mort de la mère, et se déclare contre la doctrine de Franco et de Paré, qui conseillent de faire la version par les pieds dans tous les cas où l'enfant ne se présente pas par la tête. Réglement pour les sages-femmes de la ville de Strasbourg.
1610	Jean Riolan, fils, né à Paris en 1577, mort en 1657, s'occupe de recherches sur les parties sexuelles.
1615	Pierre Paauw, né en 1564, mort en 1617, prof. à Leyde, est le premier qui a enseigné que dans l'accouchement le coccyx est poussé en arrière par la tête du fœtus; il dit avoir trouvé, dans des cadavres de femmes mortes pendant la gestation, la tête tournée en bas avant l'époque de la prétendue culbute.
1619	Commencement de la guerre de trente ans. Découverte de la circulation du sang par Harvey.
1620	Confection des premiers microscopes par Corn. Drebbel et Zach. Jansen. Thom. Fienus (Fyens), né en 1567, mort en 1631, cherche encore à résoudre la question

	qui consiste à déterminer l'époque de la gestation à laquelle l'embryon commence à exister.
1620	François Bacon, Baron de Verulam, Anglois, né en 1560, mort en 1626, renverse la philosophie scholastique, trace la route de l'observation et de l'expérience, et reconnoît et relève les défauts qui s'opposent aux progrès des sciences.
1621	François Plazzoni fait des recherches sur les organes de la génération.
1624	Jean Faber, de Bamberg, médecin à Rome, prouve, contre Fabrice d'Acquapendente, que la coque de l'œuf est déjà formée avant qu'il soit pondu : mais il croit que les cholares du jaune d'œuf sont l'effet de la fécondation ; que les parties simples du poussin tirent la nourriture du blanc, et que ses organes la tirent de la substance vitelline.
1625	Rodéric Fonseca, Portugais, professeur à Pise, rapporte des observations de fièvre puerpérale avec suppression des lochies.
1626	La lèpre est extirpée en France par les soins des médecins David et Laigneau.
1628	La doctrine sur la circulation du sang est publiée par l'auteur de cette découverte.
1632	Galileo Galilei, né en 1564, mort en 1641.
1637	Ren. Descartes, né à Haye en Touraine, en 1596, mort en 1650, prend la défense de la doctrine d'Harvey sur la circulation du sang. — En

désignant Dieu comme la cause primitive de toute excitation du corps, il met la cause du mouvement de la matière dans une puissance externe, et non dans la matière même, qui est purement passive; il soumet par là le corps à l'empire d'une faculté immatérielle, à l'ame, à la nature.

1644	Mich. Evang. Toricelli, né en 1608, mort en 1647, invente le baromètre.
1645	Jean Schulze (*Scultetus*), d'Ulm, né en 1594, mort en 1645, donne la figure de différens instrumens d'accouchement.
1646	Laz. Rivière, de Montpellier, né en 1588, mort en 1655, recommande la version par la tête dans tous les cas où l'enfant se présente dans une mauvaise position.
1651	Guill. Harvey, de Folkton en Kentshire, médecin du roi Charles I, né en 1579, mort en 1651, peu avant la publication de son ouvrage sur la génération, enseigné que la naissance des corps vivans se fait toujours par des œufs qui se développent, et qu'elle ne se fait jamais par la putréfaction, de sorte que l'on ne peut admettre ce que l'on appelle *generatio æquivoca*. Il croit cependant encore que le coq n'est pas pourvu d'une verge, et que, n'en pouvant introduire dans le vagin de la poule, on ne peut pas supposer à la liqueur séminale une action immédiate ou matérielle; que la partie vitelline de l'œuf se trouve intimement mêlée avec le blanc, tant que l'œuf de

l'oiseau est encore dans l'ovaire; que çes deux parties sont séparées par l'effet d'une puissance interne, et que le jaune tire sa nourriture du blanc. En assurant que la coque de l'œuf est déjà formée dans la matrice; que les cholares ne sont pas l'effet de la fécondation et n'en constituent pas le principe; qu'elles ne doivent pas leur existence à la liqueur séminale du mâle, parce qu'on les rencontre aussi dans les œufs non fécondés, il prétend que c'est sur la cicatrice ou sur le cercle que l'on observe sur la pellicule du jaune d'œuf, mais qui se trouve également dans les œufs non fécondés, que le principe de la fécondation agit; que cette cicatrice s'élargit; que la partie vitelline monte vers l'extrémité obtuse de l'œuf, et avec elle la cicatrice et les cercles concentriques dont celle-ci est entourée; qu'ensuite le blanc s'évapore, et que sa partie la plus pesante descend vers l'extrémité pointue de l'œuf. Il observa, le troisième jour de l'incubation, deux vésicules, les deux cavités du cœur; le quatrième, la tête du poussin et les yeux, etc. Par des observations faites sur des biches et sur des chevrettes, il prouva que la forme et la matière pour le développement de l'embryon existe dans les œufs mêmes des animaux mammifères, et que la liqueur séminale est la cause qui excite la vie, dont le sang est la source; que c'est à l'action du cœur, que l'on distingue déjà le troisième jour de la conception sous la forme d'un point mouvant (*punctum saliens*), que les autres parties doivent leur développement. Il assure n'avoir jamais trouvé dans la matrice ou dans ses trompes de traces de la liqueur séminale, et il croit que les ovaires, qui sont très-petits dans les biches et dans les chevrettes, ne servent qu'à excréter une liqueur gluante et à donner attache aux vaisseaux. Il admet, outre l'évolution de l'œuf, l'épigénèse ou le développement d'une partie du corps après l'autre, et enseigne que les membranes de l'œuf séparent celui-ci si bien du corps de la matrice, qu'il ne peut exister de communication immédiate entre l'œuf et l'utérus, au point que le pouls de la mère n'est pas isochrone avec celui du fœtus, ce que sa nouvelle doctrine de la circulation du sang pouvoit suffisamment démontrer. Il admet que les eaux de l'œuf servent à la nourriture du fœtus ; que celui-ci n'est pas astreint à une position déterminée dans la matrice, et qu'il contribue le plus à sa sortie par l'accouchement. Il est enfin le premier qui ait établi le principe que l'accouchement se fait d'autant plus facilement que la nature n'est pas contrariée par l'art, et qu'il faut donner une entière confiance aux forces de la première.

1654	Nathanael Henshaw et Radulph Bathurst découvrent le principe vital de l'air atmosphérique (l'oxigène).
1655	Jean-Claude de la Courvée, médecin du roi de Pologne, attribue à la liqueur de l'amnios

une qualité nourrissante, et soutient que l'embryon respire dans la matrice. Il a fait l'opération de la symphyse du pubis sur une femme morte dans les douleurs de l'enfantement, et ayant pu opérer l'extraction du fœtus, après avoir écarté les os pubis l'un de l'autre, il en conclut que la mère et l'enfant auroient vécu si l'écartement de ces os s'étoit fait naturellement.

1655 | Nathanael Highmore, né en 1614, mort en 1684, médecin à Shaftesbury, décrit le premier les tortuosités nombreuses des vaisseaux séminaux dans l'épididyme, et la réunion des conduits déférens dans la partie nommée depuis corps d'Highmore, qu'il appelle la racine de l'épididyme. Il a observé dans les oiseaux deux veines ombilicales, dont l'une provient de la partie vitelline et passe à la veine hépatique, et dont l'autre naît d'une pellicule vasculaire et aboutit à la veine cave.

1658 | François de le Boë (Sylvius), de Hanau, né en 1614, mort en 1673, prof. à Leyde, étend la doctrine chimique, appliquée au corps vivant par van Helmont, y soumet toutes les parties de la médecine, et ne voit dans tous les produits de l'organisation et des fonctions lésées que des opérations chimiques. En conseillant d'atténuer et de purifier les humeurs, dont les altérations produites par des procédés chimiques causent, selon lui, presque toutes les maladies, il introduisit l'abus des médicamens échauffans et sudorifiques.

1661	Rob. Boyle, Irlandois, né en 1626, mort en 1691, introduit la chimie rationnelle.
	Antoine Éverard, de Middelbourg, prétend que l'embryon tire sa nourriture de la lymphe que la mère lui transmet; que l'embryon respire dans la matrice, à l'aide du placenta qui lui sert de poumon.
1662	Nic. Stenson, de Copenhague, né en 1638, mort en 1686, découvre la nature des ovaires, qu'on avoit pris jusqu'alors pour les testicules de la femme.
1664	Thomas Bartholin, professeur à Copenhague, né en 1616, mort en 1680, prétend avoir découvert les vaisseaux lymphatiques du cordon ombilical.
1665	Peste en Angleterre.
	Le premier journal littéraire est publié sous le titre de Journal des Savans, par Denys de Salles, conseiller au Parlement de Paris.
	Les *Philosophical transactions* sont publiées par la Société roy. des Sciences de Londres, établie en 1645.
1668	Jean van Hoorne, professeur à Leyde, né en 1621, mort en 1670, s'occupe de la structure des parties sexuelles de la femme, en même temps que Regner de Graaf; il invente la préparation des vaisseaux par le moyen des injections avec de la cire.
	Regner de Graaf, Hollandois, né à Schoonhoven en 1641, mort en 1673, fait la découverte de la structure des parties génitales, et décrit mieux

que Stenon les ovaires, auxquels il donne le premier ce nom, en montrant que c'est à tort que ces parties avoient été appelées jusqu'alors les testicules de la femme. Il reconnoît que les corps jaunes se trouvent à la place des œufs après la conception, et suppose que ceux-ci sont fécondés dans l'ovaire par la partie éthérée de la liqueur séminale (*aura seminalis*) et reçus dans les trompes de la matrice, qui les font passer dans la cavité de ce viscère. Il redresse quelques erreurs d'Harvey, p. ex., l'opinion que le coq n'a pas de verge; il croit enfin que l'embryon reçoit sa nourriture tant par la bouche que par les vaisseaux ombilicaux.

1668 Jean Swammerdam, d'Amsterdam, né en 1637, mort en 1686, s'occupe de la structure des parties sexuelles de la femme; fait, sur les œufs et les ovaires, des observations semblables à celles que fit en même temps Regner de Graaf, et cherche à consolider le système des ovaristes par des observations faites sur des insectes et sur des plantes.

François Mauriceau, chirurgien de Paris, où il avoit l'occasion d'étudier l'art des accouchemens à l'hôtel-dieu, mort en 1707, est le premier auteur sur l'art des accouchemens qui ait commencé par décrire le bassin et les parties sexuelles, qui recommande et enseigne le toucher, et qui explique comment on peut reconnoître les différentes époques de la gestation à la forme de l'orifice de la matrice. Il parle de la rétrocession du coccyx dans l'accouchement. Il est le premier qui enseigne qu'il faut dégager les bras lors de la version par les pieds, si l'enfant est amené jusqu'à la poitrine, et qu'il faut placer deux doigts d'une main, dans la bouche ou sur le menton de l'enfant et deux doigts de l'autre main sur l'occiput pour dégager la tête. Il donne des préceptes à suivre dans les cas où le cordon ombilical se présente devant la tête, ainsi que dans ceux où la femme en travail a une descente de la matrice, et enseigne l'application de différens instrumens tranchans, auxquels il ne conseilloit cependant pas d'avoir recours sans nécessité. Ces instrumens sont un tire-tête qu'on applique au crâne après l'avoir ouvert, un perce-crâne, un crochet tranchant, une fronde ou coiffe de linge, et un pessaire de forme ronde.

1668   Cosme Viardel, accoucheur à Paris, est un des premiers auteurs qui enseignent comment il faut toucher et faire la réposition de la matrice, lorsque le fond de ce viscère est descendu et sorti hors de son orifice.

1670   Publication des *Miscellanea et Ephemerides med. phys. naturæ curiosorum*, par l'académie impériale Léopoldine des Physiciens, établie en 1652.

Guy Patin, né à Houdenau en Braye, en 1601, mort en 1672, professeur à Paris et doyen de la Faculté de médecine, défenseur zélé de la médecine hippocratique, et adversaire des médecins chimistes et de leurs médicamens.

Isbrand Diemerbrœk, professeur à Utrecht, né en 1608, mort en 1674, prouve que la liqueur de

	l'amnios n'est pas le produit de la sueur du fœtus, parce qu'elle se trouve aussi dans les œufs non fécondés, et que sa quantité est d'autant plus considérable que l'embryon est plus petit.
1670	Hugues Chamberlen, chirurgien de Londres, prétend posséder avec son père et ses deux frères un secret pour tirer l'enfant par la tête lorsqu'elle se présente, sans danger ni pour la mère ni pour l'enfant, tandis que d'autres accoucheurs recouroient à la perforation du crâne. Il offre à Paris de vendre ce secret pour dix mille écus, et ne trouvant pas d'acheteur, il le vend en Hollande, à Roonhuysen et F. Ruysh, à un prix très-haut, mais qui n'a pas été connu.
1673	Corn. Solingen, Hollandois, donne la figure de différens instrumens d'accouchement. Ceux dont il est l'inventeur, et dont il se servit pour tirer le fœtus, ne sont décrits nulle part.
	Ordonnance en Danemarck, qui astreint les sages-femmes à être présentes aux sections cadavériques.
1675	Nic. Hoboken, professeur à Utrecht et à Harderwyk, donne l'anatomie du placenta humain et de celui de la vache.
	Théod. Kerkring, d'Amsterdam, mort en 1693, prétend avoir observé un embryon de trois jours.
1676	Jérôme Barbatus s'élève contre la doctrine des œufs de Harvey, et prétend que ces œufs ne sont que des hydatides.

1677 | Gasp. Bartholin, le jeune, prof. à Copenhague, né en 1654, mort en 1704, réfute Barbatus, montre la différence qui existe entre les œufs et les hydatides; prouve que ce que l'on prend pour la liqueur séminale de la femme, est une mucosité analogue à celle des prostates de l'homme, et qu'elle provient des lacunes muqueuses du vagin et de l'utérus. Il confirme l'opinion d'Harvey, que la liqueur séminale ne parvient pas dans les trompes et jusqu'à l'ovaire, et que c'est sa partie volatile et éthérée qui cause la fécondation. Il assure que l'embryon n'est pas nourri du sang utérin, mais par l'absorption de la liqueur de l'amnios.

Découverte des prétendus animalcules spermatiques dans la liqueur séminale. Louis de Hammen, étudiant en médecine à Leyde, passe à Delft pour faire la connoissance du célèbre Leeuwenhœk (né en 1632, mort en 1723), et lui observe que l'on découvre des animalcules dans la liqueur séminale par le moyen du microscope. Leeuwenhœk décrit ces animalcules, qui, selon lui, forment le germe et même l'ame animale de l'embryon, et qui attirent les œufs de l'ovaire dans la matrice, où ces œufs leur servent de nourriture.

Nic. Hartsœker, né à Gouda en 1656, mort en 1725, soutient avoir déjà observé les animalcules spermatiques en 1674; ils se logent, selon lui, dans les œufs, et s'y implantent par la queue.

1680	Claude Perrault, de Paris, né en 1613, mort en 1688, cherche à rétablir le système de la panspermie des anciens, en enseignant que les élémens des corps vivans sont dispersés dans toute la nature, et n'attendent qu'une occasion pour se développer ; que la substance éthérée et saline de la liqueur séminale devient cette cause occasionelle par sa qualité excitante.
	Collége des chirurgiens-accoucheurs et professeurs d'accouchemens pour les sages-femmes, à Amsterdam, renommé par ses usurpations et ses intrigues pour conserver le monopole du secret de Roonhuysen et de l'exercice de l'art des accouchemens.
1681	Guill. Des-Noues observe les glandes de la paroi interne du col de la matrice, nommées dans la suite glandes ou ovaires de Naboth.
	Willougby, accoucheur anglois de Derbi, qui exerça l'art de 1630 à 1681, avoit beaucoup de confiance dans les forces de la nature lorsque les accouchemens devenoient laborieux. Il termina les accouchemens artificiels tant par la version par les pieds, qu'en cherchant à extraire la tête avec deux doigts introduits dans le vagin de la femme couchée sur les genoux.
1682	Les *Acta eruditorum* sont publiés.
	Jules Clément, né à Arles en 1649, mort à Paris en 1729, accoucheur de Mme la dauphine et des princesses de France, renommé par sa vogue extraordinaire. Il appliquoit au bas-

ventre des accouchées la peau encore chaude d'un mouton écorché vivant, et aux parties une omelette faite avec de l'huile d'amandes douces. Il n'est pas probable qu'il ait accouché, en 1663, Mme de la Valière, maîtresse de Louis XIV, comme le disent plusieurs auteurs, parce qu'il n'avoit alors que quatorze ans ; d'ailleurs ce fut Bouchet, qui étoit aussi appelé aux accouchemens de la reine, qui paroît l'avoir accouchée, d'après les Mémoires de Mlle de Montpensier, Paris, 1776, vol. 5, page 322.

1682   François Redi, né à Arezzo en 1626, mort en 1697, médecin du grand-duc de Toscane, prend la défense du système de Harvey, et prouve par des observations que les insectes ne naissent dans les humeurs que par des œufs qui y ont été pondus préalablement : il soutient par conséquent que la génération équivoque est un être de raison.

1684   Phil. Buonanni, né en 1648, mort en 1725, Jésuite, prend la défense du système de la génération équivoque.

Thom. Sydenham, Anglois, né en 1624, mort en 1689, médecin hippocratique, observateur distingué de la nature, des maladies et des constitutions du temps.

1685   Paul Portal, de Montpellier, chirurgien et accoucheur à l'hôtel-dieu de Paris, recommande aux accoucheurs d'avoir plus de confiance dans les forces de la nature.

1686	Malpighi, professeur à Bologne et à Messine, ensuite médecin du pape, né en 1628, mort en 1694, redresse différentes erreurs d'Harvey, en enseignant qu'il y a une différence essentielle dans la structure de la cicatrice du jaune d'œuf, lorsqu'il est fécondé et lorsqu'il ne l'est pas; que l'on n'observe aucune trace d'organisation dans la cicatrice de ce dernier; que cette cicatrice est une vésicule qui contient déjà les rudimens de l'embryon, et qu'il a découvert le point sautillant, au bout de trente-six heûres d'incubation, dans un œuf de poule. Il décrit bien la structure de la matrice et des cotylédons, dont la portion utérine est grisâtre, tandis que la fœtale est rougeâtre dans la matrice des bêtes.
	Jean Bohn, professeur à Leipsic, né en 1640, mort en 1718, en adoptant la doctrine des œufs d'Harvey, pense que ceux-ci sont fécondés par la partie éthérée de la liqueur séminale, qui est absorbée et amenée par les vaisseaux de la matrice. Les trompes conduisent, selon lui, les œufs fécondés dans l'utérus; une humeur chyleuse, sécrétée entre la portion fœtale et utérine du placenta, nourrit l'embryon, qui sécrète lui-même la liqueur de l'amnios par ses mamelles.
1690	Justine Siegmund, sage-femme de l'électrice de Brandebourg, écrit un livre sur les accouchemens, et imagine d'introduire le lacs dans la matrice par le moyen d'une baguette.
1691	L'académie royale des Sciences à Paris, fondée

	en 1666, publie le premier volume de ses mémoires.
1693	Jean-Jérôme Sharaglia, né en 1641, mort en 1710, professeur à Bologne, s'élève contre le système des œufs, et ne conçoit pas comment ces prétendus œufs peuvent être arrachés de l'ovaire revêtu d'une membrane forte.
	Phil. Verheyen, né à Verbrœk en Brabant, en 1648, mort en 1710, admet une surface poreuse aux ovaires, pour réfuter l'opinion de Sharaglia.
1695	Système philosophique de Georges-Guill. de Leibnitz, né à Leipsic en 1646, mort en 1716.
	Phil. Peu, chirurgien à Paris, mort en 1707, conseille de ne pas trop souvent toucher dans les douleurs de l'enfantement, de ne pas faire écouler trop tôt les eaux dans l'intention d'accélérer l'accouchement, et de ne rompre les membranes, lors de la version par les pieds, que lorsque la main de l'accoucheur est parvenue jusqu'à ces derniers.
1697	Jean von Hoorn, médecin du roi de Suède, établit une école de sages-femmes à Stockholm, dans laquelle il se sert d'un bassin garni de peau et d'une poupée de cuir. C'est le premier auteur qui parle du fantôme.
1699	Fréd. Ruysh, né à la Haye en 1638, mort en 1731, l'un des chirurgiens hollandois qui avoient acheté le secret de Chamberlen, en 1693, observe la membrane villeuse de l'œuf, qui absorbe, selon lui, les humeurs nourrissantes de l'utérus.

1700 | Hen. van Deventer, chirurgien à la Haye, mort en 1737, auteur d'un bon ouvrage sur l'art des accouchemens, dans lequel il démontre l'importance de la bonne position de la matrice pour l'accouchement et les inconvéniens résultant de l'obliquité. Il avoit quelque idée de l'axe (du détroit supérieur du bassin) et de la différence de sa direction avec celle de l'axe du tronc. Il conseille de tourner le ventre de l'enfant vers le sacrum, lors de la version par les pieds, pour que le menton ne soit pas arrêté par le bord du pubis; de diriger les attractions du corps de l'enfant vers le rectum, et de ne pas dégager les bras quand l'enfant est tiré jusqu'à la tête. Il croit que l'épaisseur des parois de la matrice ne diminue ni n'augmente dans la grossesse; il conseille d'opérer l'extraction de l'arrière-faix aussitôt que l'enfant est né; il croit que le placenta s'attache toujours au fond de la matrice, et qu'il ne se trouve implanté sur son orifice que lorsqu'il s'est détaché du fond. Il enseigne comment il faut toucher une femme enceinte ou en travail, et ce qu'on peut reconnoître par ce toucher. Il rejette l'emploi de tout instrument, et admet seulement la perforation du crâne dans des cas extraordinaires et très-rares. Il préfère de terminer les accouchemens laborieux par la version par les pieds, s'il ne pouvoit venir à bout d'amener l'enfant par la tête, plutôt que d'employer des instrumens. Il parle des défauts du bassin, au nombre desquels il comprend sa

	trop grande ampleur; il enseigne que sa mauvaise conformation, et surtout celle du coccyx, peut rendre l'accouchement difficile, et qu'alors il faut savoir repousser cette partie.
1700	Nicol. Andry, professeur à Paris, né à Lyon en 1658, mort en 1724, émet l'opinion extravagante sur les animalcules spermatiques, qui, selon lui, parviennent à l'ovaire, s'introduisent dans les œufs, en déployant la valvule de l'œuf par le moyen de la queue.
	Jean Mery, né à Vatan en Berri, en 1645, mort en 1722, publie son hypothèse sur la circulation du sang dans l'embryon, où, selon lui, le sang de tout le corps passe par la veine cave et par le ventricule antérieur du cœur, en plus grande partie dans les artères pulmonaires et en partie dans l'aorte, par le canal artériel; de sorte que le sang circule dans l'embryon à travers les poumons, et passe de ceux-ci, par les veines pulmonaires, dans la cavité postérieure du cœur, et de là par le trou ovale dans la cavité antérieure, et de là encore dans les poumons. Il a vu des jumeaux dont les cordons ombilicaux s'unissoient en un tronc commun avant que de s'insérer au placenta.
	Aubery, médecin à Florence, se nommant Vadlius Dathirius Bonglarius, examine la doctrine d'Highmore sur la structure des testicules et des épididymes, et observe que ces derniers ne constituent pas un corps glanduleux, et que le corps d'Highmore n'est pas creux, comme Highmore l'avoit avancé.

SIXIÉME TABLE.

De 1700 à 1800.

Système de Stahl ; la doctrine de la fermentation remplacée par celle des différentes combinaisons du phlogiston ; la force vitale reconnue et réintégrée dans ses droits ; la pathologie humorale subordonnée à cette première ; les principes de la médecine d'expectation développés. — Découvertes de Haller. — Perfectionnement de la chirurgie par Heister, J. L. Petit, Dessault, etc. — L'art des accouchemens élevé à la dignité de science, perfectionné et soumis aux principes de la médecine d'expectation. — Pathologie des nerfs, et médecine d'observation, plus généralement reçues. — Doctrine de Brown. — Nouvelle chimie de Lavoisier. — Découverte de Jenner.

Ère chrét.	
1704	MARTIN NABOTH, professeur à Leipsic, prend pour des œufs les glandes de la paroi interne du cou de la matrice, observées par Des-Noues.
	Jean Locke, Anglois, philosophe et médecin, né en 1632, mort en 1704.
1708	Georges-Ernest Stahl, né à Anspach en 1660, mort en 1734, professeur à Halle en Saxe, en dernier lieu médecin du roi de Prusse, soumet, d'après Descartes, le corps à l'empire de la nature, de l'ame, de l'organisme, d'un être immatériel, et pense que c'est ce principe qui fait naître et guérit les maladies, en agissant sur les solides du corps : il doute de l'acrimonie et de la corruption des humeurs, et établit que ce sont les mouvemens vitaux, dont la tendance est ordinairement salutaire, qui déterminent et jugent

les maladies. Il fonde ainsi la pathologie des solides et la médecine d'expectation, et croit que l'étude de l'anatomie subtile, de la physique et de la chimie, nuisent à la science médicale, parce que les phénomènes qu'on observe dans le corps animal ne dépendent pas des lois reconnues par ces sciences. Il admet l'usage des saignées, qui, en diminuant la pléthore, favorisent souvent les mouvemens salutaires de la nature. Enfin il est le fondateur de la chimie phlogistique.

1708   Herm. Bœrhaave, né à Voorhout en 1665, mort en 1738, professeur à Leyde, établit un système de physiologie et de pathologie d'après les principes de la mécanique et de la physique.

Phil. Hecquet, né à Abbeville en Picardie, en 1661, mort en 1737, trouve qu'il est indécent que les femmes se fassent accoucher par des chirurgiens, et leur conseille de se servir de sages-femmes.

1712   L'hôpital de S. Marc à Vienne en Autriche est désigné pour recevoir de pauvres femmes enceintes jusqu'après leurs couches, sans que des étudians en médecine et des élèves-sages-femmes y aient accès pour leur instruction.

Pierre Amand, chirurgien-accoucheur à Paris, rapporte des cas de conception malgré l'imperforation du vagin, et imagine une espèce de coiffe pour opérer l'extraction de la tête du fœtus séparée du tronc et restée dans la matrice.

1718	Pierre Dionis, professeur à Paris, chirurgien de M.^{es} les Dauphines, mort en 1718.

Pierre Dionis, professeur à Paris, chirurgien de M.es les Dauphines, mort en 1718.

1719 J. B. Morgagni, né à Forli en 1681, mort en 1771, professeur à Padoue, fait voir que l'ovaire des amphibies qui pondent des œufs est revêtu d'une membrane qui doit se rompre lorsqu'ils pondent, et en infère que la membrane de l'ovaire de la femme doit également se rompre lors d'un coït fécond.

1721 Jean Palfyn, professeur d'anatomie et chirurgien à Gand, mort en 1730, cherche à découvrir le secret de Chamberlen, et présente à l'académie des sciences de Paris son tire-tête, qui consiste en deux cuillers d'acier ou crochets mousses à large prise, et au moyen duquel on saisit, comme des deux mains, la tête du fœtus, pour en opérer l'extraction sans le blesser.

Guill. Mauquest de la Motte, chirurgien à Valogne, enseigne le premier qu'il faut de suite chercher à saisir et amener les pieds, si l'enfant présente un bras, sans essayer auparavant de repousser cette partie.

Premiers essais de l'inoculation de la petite-vérole, faits à Londres.

Fr. Ruysh prétend avoir découvert un muscle orbiculaire au fond de la matrice, qui effectue, selon lui, la contraction de ce viscère et l'expulsion de l'arrière-faix, que l'on doit par conséquent abandonner à la nature.

Ant. Vallnisnieri, né à Trasilico en Modène, en 1661, mort en 1730, professeur à Padoue,

	réfute solidement la doctrine des animalcules spermatiques, qui sont de simples insectes qui se nichent aussi dans d'autres humeurs animales, et explique la séparation de l'œuf dans l'ovaire et sa sortie par la papille.
1722	Ant. Maître Jean, de Merri-sur-Seine, fait des observations avec des œufs couvés, et redresse quelques erreurs de ses prédécesseurs, en faisant voir qu'il ne faut qu'un seul accouplement du coq pour que tous les œufs de l'ovaire soient fécondés, et que le cœur du poussin ne se trouve pas situé à l'extérieur de la poitrine.
1730	Martin Schurig, médecin à Dresde, auteur de différens écrits relatifs à la médecine puerpérale. Jacques Bénigne Winslow, professeur à Paris, né à Odensée en 1669, mort en 1760.
1731	Cinq sages-femmes, de différens pays, réputées les plus habiles, sont appelées à Parme pour visiter la duchesse Henriette : veuve du duc de Parme, qui se dit enceinte : elles assurent toutes qu'elle l'est en effet; mais elles se trompent.
1733	Edm. Chapman décrit le premier le forceps, et en donne la figure. Jacq. Denys, Hollandois, parle le premier du placenta chatonné, c'est-à-dire qui est renfermé dans un sac particulier, formé par les contractions inégales des fibres de la matrice.
1734	Grégoire, fils, enseigne l'art des accouchemens à Paris, où se rendent beaucoup d'étrangers

pour suivre ses cours. Il se sert dans ses leçons
pratiques d'un fantôme, corrige le forceps de
Palfyn, et rend le premier ses élèves attentifs
au renversement de la matrice, maladie dont
aucun auteur n'avoit parlé depuis Philumenus
et Rodéric à Castro.

1738 Établissement de l'école pratique d'accouchement
à l'hôpital bourgeois de Strasbourg, premier
institut de ce genre pour former des accoucheurs et des sages-femmes, et dont le premier professeur est J. J. Fried, docteur en
médecine, né en 1679, mort en 1769.

1739 Laur. Heister, professeur en chirurgie à Altdorf
et à Helmstædt, né en 1682, mort en 1758.

Rich. Manningham, professeur d'accouchement
à Londres, établit une clinique d'accouchemens dans sa maison pour ses cours privés,
et se sert d'un fantôme.

Alb. de Haller, né à Berne en 1707, mort en
1777, professeur à Göttingue. Il attribue à
la matrice des fibres musculaires, décrit les
lacunes muqueuses que l'on avoit prises pour
les prostates de la femme, les vaisseaux
séminaux, la structure du testicule et de l'épididyme et du corps d'Highmore. Par des expériences faites postérieurement avec des œufs de
poule couvés, il redresse les erreurs de ses
prédécesseurs : il distingue la membrane qui
recouvre le jaune d'œuf, de l'eau de l'amnios ; décrit le réseau vasculaire de cette
membrane ; montre que l'amnion peut être
observé après trente-six heures d'incubation ;

enseigne qu'on aperçoit la première trace de sang rouge dans la quarante-unième heure de l'incubation, et attribue l'origine de ce sang au changement de l'humeur jaune de la partie vitelline. Dans la trente-huitième heure il découvre la première trace du cœur, et en décrit le développement successif. Il fait de semblables expériences sur des animaux mammifères, et donne une idée juste de la manière dont l'œuf se détache de l'ovaire, comment il est remplacé par du sang, et comment celui-ci se change en corps jaune.

1742   Fielding Ould, Irlandois, est le premier accoucheur qui s'est douté que la tête du fœtus change de position en parcourant le bassin, de sorte que le front est tourné vers un iléum si la tête est au détroit supérieur, et vers le sacrum si elle est parvenue au détroit inférieur ; mais il croyoit que le menton est en même temps appuyé sur une épaule, erreur que Smellie a réfutée dans la suite. Pour prévenir le déchirement du périnée, il conseille de relever la tête avec deux doigts introduits dans l'anus.

Fréd. Hoffmann, professeur à Halle, né en 1659, mort en 1742, défend la théorie de la science médicale, fondée sur les principes de la mécanique et de la physique, contre la doctrine de Stahl, qui établit la force vitale pour présider à l'organisation.

Josie Weitbrecht, professeur à Pétersbourg, mort en 1746, publie sa syndesmologie, où il donne aussi la description et les figures des ligamens du bassin.

1743 Guill. Noortwyk, médecin à Leyde, publie des figures représentant la matrice en état de vacuité. Il croit avoir observé que les vaisseaux de la matrice se continuent dans le placenta ; assure ne pas avoir trouvé l'allantoïde dans l'œuf humain, et soutient que la tête du fœtus est tournée vers l'orifice de la matrice avant l'époque où la culbute se fait d'après les anciens auteurs. Il pense en outre que les parois de la matrice en état de grossesse sont tantôt plus minces, tantôt plus épaisses, qu'en état de vacuité.

Jacques Mesnard, chirurgien à Rouen, pense que la liqueur séminale du mâle est absorbée, et qu'elle parvient aux ovaires par le moyen de la circulation. Il invente plusieurs instrumens, une espèce de forceps, et donne la figure d'un lit d'accouchement. Il est le premier qui conseille de placer le doigt index de chaque main au côté de la partie inférieure de l'orifice du vagin, pour contenir et repousser le périnée, afin d'en prévenir le déchirement.

Gérard Van-Swieten, de Leyde, médecin de l'empereur d'Allemagne, né en 1699, mort en 1772.

1744 Pierre Gérike, professeur à Helmstædt, croit à la nécessité des animalcules spermatiques pour la fécondation, et croit qu'ils arrivent de l'air atmosphérique, comme les partisans du système de la panspermie font entrer les germes dans les corps vivans.

1745 Établissement d'un hôpital pour les femmes enceintes à Dublin, reconstruit en 1757, et agrandi en 1787.

Jean Zach. Plattner, professeur à Leipsic, né à Chemnitz en 1693, mort en 1747.

1746 Georges-Louis Leclerc, comte de Buffon, né à Montbar en 1707, mort en 1788, publie sa théorie sur la génération. Il prend les animalcules spermatiques pour des corps mouvans, qu'il appelle molécules organiques. Il en existe, selon lui, dans tous les corps vivans. La femme possède également, d'après son opinion, une liqueur séminale, et l'œuf animal naît par l'effet de l'union des molécules organiques similaires des deux liqueurs spermatiques.

René Moreau, de Maupertuis, président de l'académie des Sciences de Berlin, né à S. Malo en 1698, mort en 1759, n'admet pas les œufs de Graaf; croit que la génération se fait par l'attraction/chimique des élémens générateurs de la liqueur séminale du mâle et de la femelle, et attribue aux animalcules spermatiques la fonction de mêler les deux liqueurs séminales.

Loi publiée en Hollande, qui astreint tout accoucheur à se faire examiner au comité médical d'Amsterdam, et à acheter le secret de Roonhuysen, dont ce comité étoit en possession.

1747   Établissement d'un hospice public à Londres pour des femmes enceintes, où l'on ne reçoit cependant que des femmes mariées. Cet hôpital n'est pas destiné à l'instruction publique.

J. Dan. Schlichting, médecin-accoucheur d'Amsterdam, et J. P. Rathlancs, rendent public le secret de Roonhuysen. Les possesseurs de ce secret emploient toutes sortes d'intrigues, tant pour donner le change sur ce secret, que pour en conserver la possession.

Gauthier Needham réfute quelques erreurs sur la sécrétion de la liqueur séminale et la nutrition du fœtus, qu'Évérard avoit avancées en 1661, et croit que l'embryon reçoit sa nourriture de l'humeur contenue dans la lame intérieure du chorion, et non de la lymphe de la mère ; mais il admet, comme ce dernier auteur, la respiration de l'embryon et le développement de l'air respirable dans l'intérieur de l'œuf.

André Levret, accoucheur de M.me la Dauphine, né à Paris en 1702, mort en 1780, forme de nombreux élèves, que sa célébrité avoit attirés à Paris pour suivre ses cours. Il croit que le front est tourné vers le sacrum dès le commencement du travail de l'enfantement. Il est le premier auteur qui parle des diamètres obliques et transversal du bassin ; mais il croit ce dernier plus petit que le diamètre antéro-postérieur, erreur dont il est revenu dans la suite. Il cherche à réduire l'art des accouchemens à des principes de physique

et de mathématiques, en négligeant trop
l'observation de la nature, et même en per-
mettant à l'art d'anticiper sur les droits de
cette dernière. Il recommande, pour certains
accouchemens artificiels, de faire coucher la
femme sur les genoux et les coudes. Il enseigne
le premier à faire ce qu'il appelle la pré-
paration, lors de la version sur les pieds, dans
les cas où la tête est trop proche de l'orifice
de la matrice, manœuvre proscrite dans la
suite par Burton et Saxtorph. Il parle de l'a-
tonie de la matrice et des suites funestes qui
peuvent résulter dans ce cas du décollement
artificiel et hâtif de l'arrière-faix. Il donna
au forceps une forme plus convenable, enseigna mieux que ses prédécesseurs l'usage et
l'application de cet instrument, et se servit
le premier, ou du moins en même temps
que Smellie, du forceps courbe, qu'il appli-
quoit, dans certains cas particuliers, à
contre-sens, c'est-à-dire de manière que sa
nouvelle courbure étoit tournée vers le sacrum.
Il augmenta enfin l'arsenal de l'accoucheur
de différens instrumens, plus ou moins utiles,
tels que le crochet à gaîne; la pince à faux
germe; le perce-crâne; le pessaire ovalaire
de liége, enduit de cire et muni d'une ouver-
ture au milieu; le tire-tête à trois branches;
le tire-tête à bascule; des instrumens pour
la ligature des polypes.   -

1748 | Benj. Pugh, accoucheur anglois, conseille de
retarder les accouchemens précipités par des

saignées et l'opium, et d'accélérer les accouchemens lents par une pression uniforme sur les deux côtés du bas-ventre. Pour terminer les accouchemens artificiels, il faisoit coucher la femme sur le côté gauche, ayant la tête plus basse que les hanches, et ouvroit la bouche de l'enfant par la version par les pieds, lorsque la tête se trouvoit dans le vagin, pour faciliter, d'après son opinion, la respiration du fœtus. Il imagina un tire-tête à lacs, qui n'est d'aucune utilité, et parle d'un forceps courbe, dont il se servoit depuis plusieurs années.

1749	Bern. Siegfr. Albin, professeur à Leyde, né à Francfort-sur-l'Oder, en 1696, mort en 1770, a bien décrit le bassin, ses articulations, la matrice en état de grossesse, et en donne la figure, ainsi que celle de l'œuf humain. Il a observé dans des cadavres la position de l'embryon dans la matrice, et assure, ainsi que Van-Döveren avant lui, que les parois de la matrice en état de grossesse sont plus minces au col, moins minces au corps, et plus épaisses au fond, que lorsque ce viscère est en état de vacuité. Jean Senac, médecin du roi, né en 1693, mort en 1770.
1750	Nicol. Puzos, né à Paris en 1686, mort en 1753, dont les ouvrages ont été publiés après sa mort, a enseigné le premier le mouvement passif de l'enfant par balottement, dont on s'aperçoit par le toucher; il est le premier accoucheur qui ait assuré que le bassin trop ample est aussi

un défaut. Il savoit que la quantité de la liqueur de l'amnios est en raison inverse du volume du fœtus, et croyoit que les fausses eaux sont entre la matrice et le placenta, ou entre le chorion et l'amnios, et qu'elles peuvent s'écouler long-temps avant l'accouchement. Il conseille le premier de soutenir le périnée avec la paume de la main nue, ou enveloppée d'un linge.

1750   Jean-Louis Petit, chirurgien de Paris, né en 1674, mort en 1750.

Ant. Petit, né à Paris, en 1723, mort en 1794.

Georges-Fréderic Mohr invente un fantôme d'accouchement, qui est décrit par Fréderic Börner.

1751   Guill. Smellie, Anglois, mort en 1763, exerça l'art des accouchemens à la campagne, depuis 1722 jusqu'en 1739, et ensuite à Londres. Il est le premier qui donne une bonne description du bassin par rapport à l'accouchement, et qui y distingue le détroit supérieur, le détroit inférieur, la cavité et les diamètres antéro-postérieur et transversal. Il détermine le premier la direction de l'axe du détroit supérieur du bassin, dont Deventer avoit déjà parlé ; il ne croit pas que l'orifice de la matrice soit plus fortement resserré après la conception, ni que l'épaisseur des parois de ce viscère soit augmentée dans la grossesse. Il ne pense pas que la ligature de la portion du cordon ombilical coupé, tenant à l'arrière-faix, soit nécessaire hors les cas de naissances de jumeaux. Il est un des premiers, après Mauriceau et Deventer, qui enseigne l'art du toucher. Il redresse l'erreur d'Ould, qui prétendoit que le fœtus avoit le menton appuyé sur l'épaule lorsqu'il se présente à l'accouchement. Il enseigne à éviter le déchirement du périnée par la compression de la paume de la main. Il n'approuve pas l'extraction hâtive de l'arrièrefaix; change la forme et les dimensions du forceps, auquel il donne la nouvelle courbure de Levret, probablement sans avoir eu connoissance du nouveau forceps courbe de cet auteur, et rectifie, dans ses Tables anatomiques, les idées erronées que la plupart des auteurs avoient conçues de la position du fœtus dans la matrice. Les instrumens de son invention sont : les forceps, droit et courbe ; les crochets tranchans, simple et double ; le crochet mousse ; le perce-crâne à deux lames, et un pessaire rond.

1751 — Corn. Plevier, Hollandois, mort en 1750, enseigne dans son ouvrage posthume, à modérer et faire cesser les contractions de la matrice dans les hémorragies qui annoncent de fausses couches ; observe que l'orifice de la matrice est plus rapproché aux parties externes, et plus bas chez les femmes enceintes, après qu'elles ont marché et qu'elles ont été debout, que le matin, après qu'elles ont passé la nuit au lit, et que le trop d'ampleur du bassin peut devenir la cause d'accidens malheureux dans l'accouchement.

1751	Charles de Linné, professeur à Upsal, né à Rashalt en Smalande, en 1707, mort en 1778.
	Établissement d'une école pratique d'accouchement à l'hôpital de la charité de Berlin, par ordre de Fréderic le Grand.
	Établissement d'un institut pour l'enseignement de la pratique des accouchemens à l'université de Göttingue.
	Discussion de la question sur les naissances tardives.
1752	Établissement d'une école pratique d'accouchemens par ordre de l'impératrice Marie-Thérèse, pour les élèves sages-femmes seulement, à l'hôpital de Saint-Marc de Vienne, destiné depuis 1712 à recevoir de pauvres femmes enceintes, mais sans que d'autres élèves eussent été admis aux accouchemens.
	Paul de Wind, de Zéelande, soutient le premier, ou du moins en même temps que Smellie, que la ligature de la portion fœtale du cordon ombilical coupé n'est pas toujours nécessaire, étant simplement un acte de précaution. Il invente un tire-tête.
	Jean Burton, médecin anglois, croit que la tête de l'enfant descend, dans les cas ordinaires, le front tourné vers le sacrum, et que le front regarde seulement le côté lorsque le bassin est trop étroit. Il ne croit pas qu'il soit nécessaire que l'enfant ait donné des signes de vie, pour qu'on soit autorisé à couper le cordon ombilical. Il conseille aux femmes

qui veulent accoucher, de se mettre sur le côté gauche : cet usage est depuis lui généralement reçu en Angleterre. Il invente un tire-tête à perce-crâne, un crochet et deux forceps, dont l'un est muni de dents.

1752 Georges Counsel, chirurgien-accoucheur à Londres, conseille d'exciter les douleurs de l'enfantement par des vomitifs, et rend les accoucheurs attentifs aux désordres qui peuvent résulter de la cessation subite de la pression à laquelle les vaisseaux du bas-ventre s'étoient accoutumés pendant la gestation.

Georges-Henri Eisenmann, professeur d'anatomie à Strasbourg, publie des tables représentant une matrice à deux cavités, ou double, trouvée dans le cadavre d'une fille de dix-neuf ans. La matrice qui a donné lieu à cette observation, ainsi que d'autres matrices de femmes à deux cavités, sont conservées au cabinet anatomique de l'école de médecine de Strasbourg.

1753 Jean-Georges Röderer, professeur à Göttingue, né à Strasbourg en 1728, mort en 1763, indique l'axe du détroit inférieur du bassin; donne de bonnes figures de la matrice en état de vacuité et de grossesse; enseigne à garantir le périnée avec les doigts index et celui du milieu des deux mains; assure avoir observé de dangereuses hémorragies de la portion du cordon ombilical restée au placenta. Il est le premier qui ait fait des observations sur le poids et la longueur du fœtus; il croit aussi qu'il fait la culbute vers le septième mois, mais peu à peu, non en une seule fois et subitement, et pense que la tête peut se présenter au détroit supérieur le front tourné vers le sacrum ou vers l'iléum ; mais que cette dernière position est défectueuse, si la tête est parvenue au détroit inférieur.

1754   Pierre Camper, né à Leyde en 1722, mort en 1789, professeur à Francker, décrit bien les articulations du bassin ; il est le premier qui ait indiqué les rapports des diamètres de la tête du fœtus avec ceux du bassin.

Jacques de Vischer et Hugues van der Poll achètent le secret de Chamberlen des héritiers de Roonhuysen, et publient comme tel le levier.

1755   Alexandre Monro, fils, d'Édimbourg, démontre que l'épididyme n'est formé que d'un seul vaisseau.

Jean-François-Clément Morand, professeur de chirurgie à Paris, né à Paris en 1726, mort en 1784, grand ennemi des instrumens d'accouchement, ne recommande d'autre instrument qu'un levier d'ivoire.

1756   Henri-Népom. Cranz, de Luxembourg, professeur des accouchemens à Vienne en Autriche, enseigne le premier le diagnostic des différentes positions du fœtus, et publie de bonnes dissertations sur la rupture de la matrice et sur les instrumens d'accouchement.

1758	Le Boursier du Coudray, sage-femme de Paris, présente à l'académie royale de chirurgie le fantôme d'accouchement de son invention.
	François-Emmanuel Cangiamila, docteur en théologie, chanoine à Parme, et inquisiteur provincial dans le royaume de Sicile, publie son *Embryulcia sacra*, où il insiste beaucoup sur la nécessité de faire l'hystérotomie abdominale aux femmes mortes en état de grossesse.
	Jérôme-David Gaub, professeur à Leyde, né à Heidelberg en 1705, mort en 1779.
	Benj. Franklin, de l'Amérique septentrionale, postérieurement président des états-unis de l'Amérique, né en 1706, mort en 1790, donne une théorie plus étendue sur l'électricité; découvre l'électricité positive et la négative, et son identité avec la matière de l'éclair.
1759	Gasp. Fréd. Wolf suppose une puissance particulière, *vis essentialis* (*nisus formativus* de Blumenbach?), par le moyen de laquelle les principes requis à la fécondation cherchent à se former successivement et à se développer, sans que les germes des animaux préexistent depuis la création du monde, comme on l'avoit pensé.
1760	La fièvre puerpérale épidémique dans l'hôpital des accouchées de Londres.
	Fondation de l'académie des Sciences de Turin.
1761	Jean Astruc, professeur royal de médecine à Paris, né à Sauve, en 1683, mort en 1766.

1762	François Boissier de Sauvages, professeur à Montpellier, né en 1706, mort en 1767, est le premier médecin qui ait entrepris de classer les maladies, et de les ranger par ordres, genres et espèces.
	Jean-Charles Gehler, professeur à Leipsic, né à Görlitz, en 1732, mort en 1797, auteur de plusieurs dissertations intéressantes, relatives à la médecine puerpérale ; propose de soutenir le périnée avec un ou deux doigts introduits dans l'anus, ou de soulever la tête vers l'arcade du pubis, avec un levier mince introduit entre le périnée et la tête, afin de prévenir le déchirement de la fourchette.
	Charles Bonnet, de Genève, né en 1720, mort en 1793, publie ses expériences sur la génération ; croit que la liqueur séminale du mâle agit en nourrissant et en stimulant en même temps l'œuf, lors de l'accouplement fécond.
	Institut d'accouchement établi à Copenhague à l'hôpital de Fréderic à Cop, pour former des sages-femmes et des médecins-accoucheurs.
1763	Institut d'accouchement établi à Cassel pour l'instruction des étudians en médecine et des élèves sages-femmes.
	Georges-Guillaume Stein, professeur d'accouchement à Cassel et à Marbourg, né en 1737, mort en 1803, publie un livre élémentaire classique sur l'art des accouchemens ; il enseigne à garantir le périnée au moyen de deux doigts ou du levier, introduits entre la tête et le périnée, pour la pousser vers

l'arcade du pubis, ou à la relever avec un ou deux doigts introduits dans l'anus, ou enfin à la soutenir avec un linge fin et la paume de la main. Il est le premier auteur qui enseigne l'application du forceps lorsque le fœtus présente les fesses et que celles - ci sont enclavées. Il a imaginé beaucoup d'instrumens : un siége d'accouchement, que l'on peut changer en lit ; un instrument pour rompre les membranes ; un bistouri pour l'hystérotomie abdominale ; un perce-crâne ; une seringue pour pomper le lait ; un appareil pour baigner les mamelles ; le labimètre, deux pelvimètres, le baro-macromètre.

1764 Matthias Saxtorph, professeur à Copenhague, directeur de l'institut d'accouchement, et dans la suite conseiller d'état, né à Meirup en 1740, mort en 1801, est le premier qui décrive bien les différentes positions de la tête du fœtus lors de son passage par le bassin.

1765 François - Louis - Joseph Solayrés de Renhac, professeur de médecine de Paris, mort en 1772, conseille le premier l'application du forceps, lorsque la tête est encore au détroit supérieur du bassin. Il enseigna, en 1769, le premier à faire l'opération césarienne à la ligne blanche, au lieu de la pratiquer sur le côté des muscles abdominaux, comme on avoit fait jusqu'alors, ou par une incision oblique, commençant à la partie supérieure de la ligne blanche et se dirigeant vers l'iléum, comme il avoit enseigné en 1765.

1765	Henri-Aug. Wrisberg, professeur d'anatomie et de l'art des accouchemens à Göttingue, publie successivement différens écrits propres à reculer les bornes de la médecine puerpérale.
	Ambroise Bertrandi, professeur de chirurgie à Turin, né en 1723, mort en 1765, laisse un ouvrage sur l'art des accouchemens, qui n'est publié qu'en 1790.
	Gauth. van Döveren, professeur à Gröningue et à Leyde, mort en 1783, compare les différentes dimensions du bassin indiquées par les auteurs; il est le premier et le seul accouchour qui ait observé que les deux diamètres obliques du détroit supérieur du bassin ne sont presque jamais de la même grandeur. Il est un des premiers qui remarquèrent que le trop d'ampleur du bassin est aussi un défaut, et détermine l'idée que l'on doit avoir de l'épaisseur des parois de la matrice en état de grossesse et de vacuité, en assurant que le col de la matrice est plus mince, le corps moins mince et le fond beaucoup plus épais, en état de grossesse qu'en état de vacuité.
1767	Établissement de l'hôpital de Westmünster à Londres, où l'on reçoit aussi des femmes enceintes non mariées, et où l'on admet des élèves sages-femmes. Jean Leake, le premier professeur à cette école, imagine un forceps à trois branches.
	Joseph Lieutaud, d'Aix, médecin du roi, né en 1703, mort en 1780.
1768	Joseph-Jacques Plenck, de Vienne en Autriche,

	auteur d'un livre élémentaire estimé sur l'art des accouchemens.
1768	Théophile de Bordeu, né à Iseste en Béarn, en 1722, mort à Paris, en 1776.
	Sigault propose à l'académie de Chirurgie de Paris la section de la symphyse des os pubis, comme un moyen propre à remplacer l'opération césarienne; le docteur Russel, commissaire nommé de l'académie pour l'examen de cette proposition, en fait un rapport défavorable.
	Antoine Louis, secrétaire perpétuel de l'académie de Chirurgie, né à Metz en 1723, mort en 1792, communique l'idée de Sigault sur cette opération à Camper, professeur à Franeker, qui en fait l'expérience sur des truies vivantes, et qui croit que cette opération pourroit servir, non à remplacer l'opération césarienne, mais à proscrire la perforation du crâne dans l'enclavement de la tête.
1769	Rob. Wallace Johnson, médecin à Brentfort, rejette les pelvimètres, conseille de relever la tête du fœtus vers l'aine de la mère aussitôt que la tête est sortie, pour faire faire au corps du fœtus un mouvement de rotation. Il change la forme du forceps.
	Guill. Cullen, professeur à Édimbourg, né à Glasgow en 1710, mort en 1790.
1770	Fièvre puerpérale épidémique dans les hôpitaux d'accouchées à Londres. Millar, Mauning, Hulme, Leake, White et Kirkland, écrivent sur cette maladie à l'occasion de cette épidémie.

1770 | Guill. Hunter, né à Kilbride, en 1716, mort en 1783, est le premier qui ait bien décrit l'articulation des os pubis et en ait publié des figures, ainsi que de la matrice renversée, de celle en état de grossesse et de l'œuf humain. Il prouve par des injections que les vaisseaux de la portion fœtale du placenta ne communiquent pas avec ceux de la portion utérine. Il cherché à proscrire le forceps, lui préfère le levier, et imagine un instrument pour la ligature des polypes.

F. A. Deleurye conseille de laisser un peu saigner le cordon ombilical des enfans nouveau-nés et pléthoriques, et attribue à Varocquier la première idée de l'opération césarienne à la ligne blanche.

M.lle Biheron, célèbre par son habileté dans la fabrication de préparations anatomiques représentées en cire, présente le fantôme de son invention à l'académie royale de Chirurgie de Paris. En joignant à ce fantôme un utérus en état de virginité, et là portion vaginale de ce viscère avec les membranes tendues dans son orifice, préparées en cire, elle invente les hystéroplasmata, que l'on regarderoit à tort comme une invention toute récente, quoique M. Osiander se l'attribue.

Charles White, Anglois, est un des premiers auteurs qui ait indiqué la position des épaules de l'enfant lors de leur passage par le bassin ; il conseille d'arrêter légèrement la tête, et d'attendre que les épaules aient fait

	le mouvement de rotation nécessaire pour pouvoir la suivre.
1773	Germ. Azzoguidi, de Bologne, décrit la matrice en état de vacuité et de grossesse, comme van Döveren.
1774	J. Bang, Danois, est le premier qui détermine l'axe du bassin, après avoir démontré qu'il est composé de l'axe du détroit supérieur, de celui de la cavité et de celui du détroit inférieur, qui, ayant tous une direction différente, ne peuvent pas être représentés par une seule ligne droite.
	Jean-Raph. Steidele, d'Inspruck, professeur d'anatomie, de chirurgie et de l'art des accouchemens à Vienne, rejette les fantômes d'accouchement, et conseille de se servir de cadavres de femmes et de fœtus, pour s'exercer aux manœuvres des différens cas d'accouchement. Il invente un forceps à crochets pour l'extraction des fesses enclavées, et un pessaire ovalaire d'ivoire.
1775	Écoles pratiques d'accouchement établies à Moskou, Bruchsal, Detmold, Dresde, Fulde et, en 1777, à Magdebourg.
1776	Jean-Melch. Æpli, médecin en Suisse, s'élève fortement contre l'extraction hâtive de l'arrière-faix, redevenue générale de son temps.
	V. S. Salchow prétend que l'on peut garantir les enfans de la petite-vérole, en exprimant le sang contenu dans la portion fœtale du cordon ombilical avant que d'en faire la ligature.

1776	Le Roux, chirurgien à l'hôpital de Dijon, recommande de nouveau contre les hémorragies utérines, les tampons déjà proposés par l'auteur de l'écrit hippocratique des maladies des femmes, ainsi que par Moschion, Aëtius, Paul d'Égine, etc.
	Walter, professeur d'anatomie à Berlin, décrit l'articulation des os pubis, donne une bonne figure de la matrice en état de vacuité, et nie l'existence des fibres musculaires de l'utérus.
1777	J. L. Sigault et Alph. Le Roi font la première opération de la symphyse à la femme Souchot, le 1.er Octobre 1777, et la faculté de médecine de Paris approuve et sanctionne cette nouvelle opération par une médaille qu'elle fait frapper pour en perpétuer le souvenir.
1779	Joseph Nessi, professeur d'accouchement à Pavie.
	École pratique d'accouchement établie à Jena, pour l'instruction des étudians de cette université, par les soins du professeur Loder.
	Max. Stoll, médecin de l'empereur Joseph II, et professeur de médecine à Vienne, né à Tüngen en Klettgau, en 1742, mort en 1787.
	Jean Brown, né à Lintlaws or Preston, comté de Berwick en Écosse, en 1736, mort en 1788. En renchérissant sur la doctrine des Solidistes, il établit qu'il n'existe que deux classes générales de maladies, celle où la force vitale est augmentée, l'état de sthénie, et celle où la force vitale est diminuée, l'état d'asthénie.

Dans le traitement des maladies il a en vue de ramener la force vitale à cet état moyen ou d'équilibre, qui constitue la santé. Mais n'ayant aucun égard à la cause de la maladie, et s'attachant uniquement à combattre l'effet de cette cause, cette dernière peut, en persistant quelquefois, faire trouver la théorie en défaut. La doctrine de Brown a néanmoins considérablement contribué au perfectionnement de l'art de guérir, en donnant lieu à des recherches intéressantes sur la vie et la force vitale, tant en général que sur celles particulières à chaque organe.

1781   Jean-Louis Baudelocque, membre du collége et conseiller au comité perpétuel de l'académie de Chirurgie de Paris, actuellement professeur d'accouchement à l'école de médecine, chirurgien en chef, accoucheur et professeur de l'hospice de la maternité, auteur du meilleur livre d'instruction pour les sages-femmes, publie un livre élémentaire classique sur l'art des accouchemens, le plus généralement reçu des accoucheurs de toutes les nations. Il observe que la matrice, inégalement distendue, peut affecter une direction oblique sans que l'orifice de ce viscère ait une position vicieuse, et que les circonvolutions ou le trop peu de longueur du cordon ombilical ne peuvent pas rendre l'accouchement laborieux. Il détermine les différentes positions de la tête, et la direction qu'elle prend en descendant dans chacune de ces positions dans l'accouchement naturel. Il préfère le doigt à tout instrument pour mesurer le bassin, et n'admet comme pelvimètre artificiel que le compas d'épaisseur de son invention. Il adopte le forceps de Levret de la correction de Pean.

1781   Jean-Fréd. Blumenbach, professeur à Göttingue, ne croit pas à l'évolution des corps organisés ni à la préexistence des germes, mais à un *nisus formativus* (que l'on peut comparer à la *vis essentialis* de Wolf, *anima structrix* de Haller, *vis plastica* des anciens), dont dépend l'union des principes fécondans et susceptibles de fécondation, ainsi que le développement de ces principes.

1782   Jean-Chrétien Starke, professeur à Jena, et conseiller du duc de Weimar, né à Osmanstädt en 1753, fait l'opération césarienne avec succès pour la mère et pour l'enfant, et publie, en 1787, ses Archives de l'art des accouchemens.

1783   Établissement d'un hôpital d'accouchement à Édimbourg.

1784   L'hospice des accouchées de Vienne est réuni par ordre de l'empereur Joseph II au grand hôpital de cette ville, où l'on admet aussi des étudians en médecine et en chirurgie.

Lazare Spallanzani, professeur d'histoire naturelle à Pavie, né à Scandiano en 1729, mort en 1799, prouve que l'embryon existe déjà dans l'œuf avant l'acte de la fécondation, et que ni les animalcules spermatiques, ni la partie éthérée de la liqueur séminale (*aura seminalis*), ne sont doués d'une faculté fécondante : il croit que tous les germes vivans de l'espèce ont existé dans la première femelle de l'animal, et que la liqueur séminale du mâle féconde l'œuf, en agissant par une force stimulante à travers les pores dont celui-ci est pourvu.

1784   Jean Aitken, professeur à Édimbourg, mort en 1790, auteur paradoxal, imagine quantité d'instrumens d'accouchement inutiles.

Magnétisme animal à Paris.

1785   C. T. Vermont, accoucheur de la reine de France, mort en 1801, fonde un prix annuel à l'académie de chirurgie pour l'auteur du meilleur ouvrage sur l'art des accouchemens qui sera présenté à l'académie.

1786   Thomas Denman, professeur et médecin-accoucheur à Londres, préfère le levier au forceps ; il croit que le fœtus qui se présente dans une position non naturelle, peut se retourner lui-même pour venir par la tête. Il croit que la membrane caduque de Hunter se forme dans la matrice, même sans que la conception ait lieu, chez des femmes stériles, et assure l'avoir souvent vue partir avec le sang menstruel.

1787   Ant. Laur. Lavoisier, né à Paris en 1743, mort en 1794, réforme la doctrine de la chimie phlogistique, et crée la chimie pneumatique.

Ant. François Fourcroy, membre de l'institut national et conseiller d'état, savant distingué dans toutes les branches de la médecine et les sciences accessoires, l'un des fondateurs de la nouvelle chimie, collaborateur de Lavoisier.

1787	Emm. Kant, né en 1724, mort en 1804, professeur à Königsberg, détermine les bornes de la philosophie ; soumet les facultés intellectuelles à son examen, et indique le degré de perfection dont elles sont susceptibles
1788	Théob. Étienne Lauverjat, professeur de l'art des accouchemens à Paris, mort en 1800, propose de faire l'hystérotomie abdominale par une incision transversale.
1789	Le pape Pie VI fonde un institut pour l'enseignement de la pratique des accouchemens à Rome, et en confie la direction au professeur François Asdrubali.
	Simon Zeller, chirurgien-accoucheur en chef à l'hôpital des femmes en couche à Vienne, recommande plus de confiance dans les forces de la nature, et préfère le levier au forceps.
1790	Luc-Jean de Boër, chirurgien-accoucheur en second à l'hôpital de Vienne, défenseur zélé des droits de la nature, conseille d'abandonner l'accouchement à la nature si l'enfant présente la face, les fesses, les genoux et les pieds. Il préfère le levier au forceps.
	J. F. Sacombe, médecin à Paris, fameux par sa doctrine paradoxale et par son intolérance contre les accoucheurs qui ne sont pas de son opinion.

1790	Pierre—Joseph Dessault, chirurgien à l'hôtel-dieu de Paris, né en 1747, mort en 1795.
1791	Sam. Thom. Sömmering publie différens écrits intéressans, relatifs à l'anatomie et à la physiologie de l'embryon.
	Aloyse Galvani découvre que les nerfs et les muscles, mis en contact avec deux différens métaux, éprouvent une excitation particulière. La provocation de ce phénomène est appelée Galvanisme.
	Otto Rosenberger soutient l'existence des fibres musculaires de la matrice, et les représente sur une planche en taille-douce.
1792	Juncker et Faust conçoivent le projet romanesque de l'extirpation de la petite-vérole.
	Parmentier et Des-Yeux publient le résultat de leurs expériences sur le lait.
	Benj. Fréd. Osiander est nommé professeur de l'art des accouchemens à l'université de Göttingue. Il se distingue par son zèle infatigable à reculer les bornes de cet art, et à procurer à l'institut d'accouchement de cette université une supériorité sur tous les autres établissemens de ce genre. Il est d'ailleurs apologiste outré des secours de l'art, et paroît trop pénétré de l'excellence de sa doctrine. Il n'admet pas la nécessité de la perforation du crâne, et croit pouvoir proscrire cette opération, soit par l'emploi du forceps, soit par l'hystérotomie abdominale. Il conseille de garantir le périnée, en le soutenant, en relevant la tête

vers l'arcade du pubis, en ralentissant sa sortie pour que les parties soient dilatées successivement, et en relâchant le périnée, en poussant la peau des fesses vers cette partie. Enfin, il a inventé plusieurs instrumens.

1792　Guill. Osborn, médecin-accoucheur à Londres, attribue la cause de ce que la femme accouche plus difficilement que les femelles des autres animaux mammifères, à la marche droite de l'homme, et à la plus grande différence entre la direction de l'axe du corps et de celui du détroit supérieur du bassin. Il se constitue défenseur outré de la perforation du crâne, qui sert, selon lui, à sauver la vie à la mère dans tous les cas où la mauvaise conformation du bassin sembleroit exiger l'opération césarienne ; il conseille à cette fin de procéder de bonne heure à cette première opération, même si l'enfant est encore en vie, et d'attendre ensuite vingt à trente heures que les parties du fœtus soient passées en putréfaction, pour en opérer l'extraction.

1793　Jean Wolfg. Heinlein établit une nouvelle théorie de la fécondation, et prétend que les vésicules de l'ovaire se changent en corps glanduleux par la transformation des flocons artériels les plus fins ; que ce corps glanduleux sécrète la liqueur susceptible d'organisation, et absorbe la liqueur séminale du mâle pour la mêler à la première, qui, organisée et condensée, passe à la matrice.

1797	L'impératrice de Russie, Marie Federowna, établit un hospice de femmes enceintes et en couches à Pétersbourg, où sont aussi admises des élèves sages-femmes.
	Autenrieth, professeur à Tubingue, publie le résultat de ses recherches intéressantes sur la formation de l'œuf humain et sur l'accroissement de l'embryon.
	Haighton, étayé de ses expériences, confirme l'opinion d'Harvey et de Gaspard Bartholin, que la liquéur séminale du mâle ne parvient jamais jusqu'aux ovaires ; il croit que c'est une irritation sympathique qui cause la séparation de l'œuf de l'ovaire, et que la présence des corps jaunes est le seul signe d'une conception précédente.
	Cruishank assure que l'œuf est déjà fécondé dans l'ovaire, parce qu'il ne passe pas dans la matrice à l'instant du coït fécond, mais seulement quelque temps après. Il a observé sur des lapines, qu'au troisième jour après le coït l'œuf est encore retenu dans les trompes de Fallope.
	Discussion établie entre Weissenborn, professeur à Erfort, et Starke, professeur à Jena, sur l'extraction du placenta.
1798	Découverte inappréciable du docteur Jenner, par laquelle il est constaté que la vaccine préserve de la petite-vérole.
	Imman. Théoph. Knebel publie un ouvrage classique sur la séméiologie des accouchemens.

1800	Tous les gouvernemens de l'Europe s'efforcent à contribuer aux progrès de la science médicale par le choix des professeurs auxquels ils-confient la direction des établissemens d'instruction publique de l'art de guérir et des sciences accessoires.
	Pinel. — Reil. — Röschlaub — Schelling. — Richerand. — Nauche.

FIN

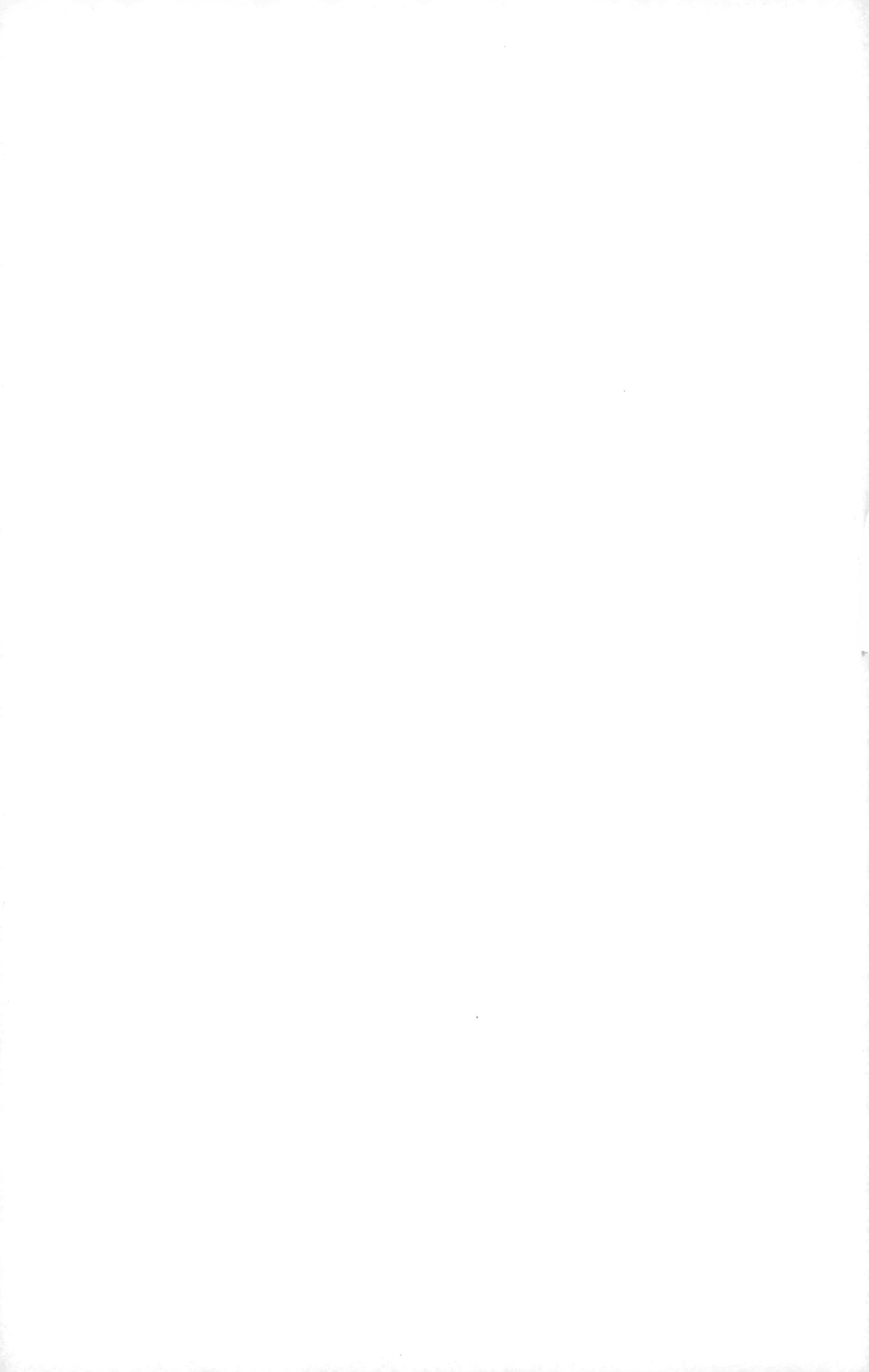

www.ingramcontent.com/pod-product-compliance
Ingram Content Group UK Ltd.
Pitfield, Milton Keynes, MK11 3LW, UK
UKHW022315070726
13614UKWH00002B/751